临床实用护理常规

LINCHUANG SHIYONG HULI CHANGGUI

田学丽 等 主编

河南大学出版社
HENAN UNIVERSITY PRESS
·郑州·

图书在版编目（CIP）数据

临床实用护理常规/田学丽等主编.--郑州：河

南大学出版社，2024.10.--ISBN 978-7-5649-6096-4

Ⅰ.R47

中国国家版本馆 CIP 数据核字第 2024ZE3667 号

责任编辑 孙增科

责任校对 陈 巧

封面设计 张 婷

出 版	河南大学出版社			
	地址：郑州市郑东新区商务外环中华大厦 2401 号		邮编：450046	
	电话：0371-86059701（营销部）		网址：hupress.henu.edu.cn	
印 刷	广东虎彩云印刷有限公司			
版 次	2024 年 10 月第 1 版		印 次	2024 年 10 月第 1 次印刷
开 本	787 mm×1092 mm 1/16		印 张	8
字 数	215 千字		定 价	36.00 元

编　委　会

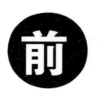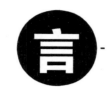

前　言　PREFACE

　　为了帮助护理人员不断更新护理知识,掌握最新技术,提高护理水平,以更好地服务患者,提升整体服务质量,我们编写了这本《临床实用护理常规》。

　　本书内容涵盖了临床护理的理念、实践方法、技术应用等方面,既具有理论深度,又注重实践应用,是护理人员不可或缺的学习与参考工具。我们期待这本书能够为广大护理人员带来实质性的帮助,共同推动护理事业的发展。

　　在本书的编写过程中,我们参阅了大量的文献资料,力求为读者呈现最全面、最准确的内容。然而,由于篇幅所限,我们无法将所有引用的文献一一列出,对此我们深感遗憾。同时,我们也深知,由于时间及水平所限,书中内容难免存在不尽全面、系统之处。我们非常欢迎您提出宝贵的批评和建议,您的指正将是我们不断进步的动力。

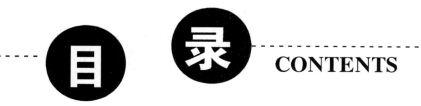

CONTENTS

第一章　口腔门诊与儿科门诊护理

第一节　口腔门诊护理

口腔科的护理工作在患者诊疗全过程中发挥着至关重要的作用,包括诊疗全过程的指导、分诊、辅助治疗、健康宣教、交叉感染控制等。

口腔疾病作为常见的健康问题,多数情况下是在门诊环境中进行诊疗的。因此,门诊护理工作在口腔医疗过程中占据了举足轻重的地位,其不仅关系到患者的治疗体验,更直接影响着疾病诊疗的效果。

口腔门诊护理的首要任务是在治疗开始前做好充分准备。这包括确保治疗环境的整洁与卫生,检查并准备必要的医疗器械和材料,确保治疗流程的顺畅进行。同时,对患者的病历资料进行整理和分析,帮助医师更全面地了解患者的病情,从而制订更为精准的治疗方案。

患者的分诊是门诊护理的又一重要环节。根据患者病情的轻重缓急,合理安排就诊顺序,不仅可以提高门诊的工作效率,更能确保每位患者都能得到及时有效的治疗。在分诊过程中,护理人员还需保持与患者的良好沟通,缓解患者的紧张情绪,增强其治疗信心。

椅旁护理是口腔门诊护理的核心内容之一。在治疗过程中,护理人员需要密切关注患者的反应和病情变化,及时协助医师处理可能出现的问题。同时,他们还需保持治疗区域的清洁和无菌,确保治疗过程的安全和舒适。

此外,健康宣教也是门诊护理不可或缺的一部分。护理人员应当向患者普及口腔健康知识,指导其正确的口腔护理方法,帮助患者建立健康的生活方式,从而预防口腔疾病的发生。

在辅助医师进行疾病检查与治疗方面,护理人员发挥着重要的作用。他们协助医师进行各种检查操作,如口腔检查、X光拍片等,为医师提供准确的患者信息。在治疗过程中,护理人员还需协助医师进行各种治疗操作,如拔牙、补牙等,确保治疗的顺利进行。

总之,口腔门诊护理工作在口腔医疗过程中扮演着至关重要的角色。它不仅保障了治疗流程的顺利进行,更守护着患者的健康。因此,我们应当高度重视门诊护理工作,不断提升护理人员的专业素养和服务水平,为患者提供更加优质、高效的口腔医疗服务。

一、口腔科门诊患者的常规护理

(一)在开始治疗之前

(1)治疗前的设备与材料全面检查:在开始任何治疗之前,对所使用的仪器设备、器械、材料以及消毒水等进行全面细致的检查是至关重要的。这不仅关系到治疗过程的顺利进行,更直接关系到患者的安全和治疗效果。首先,对仪器设备进行检查,包括其工作状态、功能完整性以及精度是否符合要求。确保设备没有故障,且能够按照预期进行工作,包括检查设备的电源、连接线、显示屏等是否正常,以及设备内部的机械部件是否运转顺畅。其次,对必要的器械进行检查,包括其完整性、清洁度和功能性。确认器械没有损坏或缺失部件,且处于清洁卫生的状态。同时,也要检查器

1

械是否适用于即将进行的治疗过程，以确保其能够有效地发挥作用。此外，所使用的材料也是检查的重点。需要检查材料的数量、质量以及有效期。确保材料充足，没有过期或损坏的情况。对于一些需要特殊储存条件的材料，也要检查其储存环境是否符合要求。最后，消毒水的检查也是必不可少的。需要确认消毒水的有效浓度、使用期限以及储存条件。确保消毒水能够有效地杀灭细菌，避免在治疗过程中引入新的感染源。如果在检查过程中发现任何设备、器械、材料或消毒水存在问题或不符合要求，必须立即停止使用，并及时进行更换或维修。在确认所有物品都符合要求后，才能开始进行治疗。总之，在开始治疗之前进行全面的检查是确保治疗顺利进行和保障患者安全的重要措施。通过对设备、器械、材料和消毒水的仔细检查，可以及时发现并解决问题，为治疗过程提供有力的保障。

（2）将所需物品妥善备齐，为防止污染，贴上特制的防污染膜，并确保每个人都戴上头套。

（3）接诊与评估：需以饱满的热情迎接患者，引导其进入诊室，并核实其身份信息。协助患者坐在牙椅上，促进医患双方相互了解。

（4）详细问诊与全面评估，涵盖饮食及既往史等基本情况；口腔状况的细致检查、精神状态的评价、疾病相关知识的掌握、治疗方案的探讨以及相关花费的预估，共同构成了对预期治疗效果的全面考量。

（二）手术前的准备

（1）在开始任何操作之前，务必确保手部的清洁与消毒，正确佩戴口罩和帽子，在必要时，应使用面罩确保面部安全。

（2）在工作预备阶段，坚持无菌操作原则，首先确保环境及物品的清洁，如铺好治疗巾，放入口检包，接好气枪、手机、吸管，并放置一个水杯。随后，系上围巾，嘱咐患者进行漱口操作。

（三）手术中的护理

（1）精心调整患者的体位与光源，确保手术视野清晰如镜。迅速戴好无菌手套，装好车针，一切准备就绪，只待手术开始。

（2）患者安全须知：在手术过程中，如感到身体不适，务必保持冷静，切勿随意移动。应立即举起双手，以示警报，确保手术安全无虞。

（3）始终遵循患者的处理流程，与医师紧密配合。手术中，始终保持高度警惕，确保所需物品准确无误、安全无误地传递。

（4）实时吸唾，细心保护患者的黏膜与组织，防止误吸风险。

（5）严密观察患者的病情变化，时刻预防并发症的发生。一旦发现异常，立即采取适当的处理措施，确保患者的安全与健康。

（四）手术后的护理

（1）在完成牙齿治疗后，将牙椅复位，指导患者使用正确的方法进行漱口，并整理个人仪容。随后，提供详尽的保健指南，并摘下围巾，协助患者从牙椅上起身。

（2）认真整理并清洁治疗过程中所使用的物品和器械，包括取出气枪，撤去防污染的膜、头套、吸水杯等。同时，拿开吸管、水杯，并对手机头进行清洗。

（3）开始消毒工作。首先，对牙椅治疗台表面、按钮、把手、气枪、手机绳以及灯把进行物体体表的消毒。同时，确保吸管口和痰盂周边等部位的清洁。随后，根据七步洗手法，进行手部清洁或消毒,可用擦手纸张擦干或自然晾干。

（4）在完成一天的治疗后,取有效氯含量为 500 毫克/升的消毒剂 2 000 毫升进行全面的清洗。重点清洗吸唾管、痰盂以及有血的吸管头,确保清理彻底。最后,将牙齿的治疗椅复位,关掉所有的电源。

二、搅拌工艺的护理

（一）在开始治疗之前

核实仪器设备、器械、材料以及消毒液的详细检查流程,确保其在操作前处于良好状态。准备所需物品很重要,应该采取防污染措施,以确保操作环境的安全。同时,对病牙的情况进行评估,包括窝洞、桩核、全冠的大小以及所需材料的数量等,为后续的治疗操作提供重要的参考依据。总之,要确保治疗操作的安全性和准确性。

（二）手术前的个人保护和用品准备

（1）首先进行手部的清洗或消毒,然后戴好口罩、帽子,并且戴上橡胶手套或者一次性的透明手套。

（2）准备好手术中需要使用的物品,并对这些物品进行查对,确保其数量、规格等与手术需求相符。所需准备的物品包括所有用到的手术材料、玻板或调和纸张以及调和刀。

（三）手术中的护理

手术过程中的护理工作至关重要,需与医师紧密配合,以防止并发症的发生。

1.取材环节

根据手术需要,精确获取粉、液等材料,并按比例放置于玻板或调和纸张上。粉液距离保持2～3 厘米,确保材料的均匀混合。

2.调和步骤

左手稳固玻璃板或纸张,右手持搅拌刀。将粉末缓慢加入液体中,沿同一方向匀速旋转推入。达到预定性状后,立即送至医师手中。搅拌性状需满足:暂时密封或内衬孔时呈面团状,根管填充呈稀糊状,粘接时拉伸高度为 1.5～2.5 厘米。

（四）手术后的护理

手术后精心护理,细致整理所用物品,确保用物的清洁与消毒工作做到位。

（1）精心整理所用物品:使用 75% 的酒精棉球,轻轻擦去多余的材料,确保物品恢复整洁状态。

（2）细致进行物体体表消毒处理:使用 75% 的酒精棉球,从干净物品到污染物品,仔细消毒材料的外包装表面。将消毒后的物品归位放置,并进行洗手或手部消毒,确保安全无误。

（五）保健指南

在口腔治疗与康复过程中,医护人员承担着多重责任,包括指导患者维护日常口腔卫生、合理安排饮食、关注心理健康状况,并反复提醒患者遵循医嘱,按时返院复诊。

三、口模的护理

（一）治疗前的准备工作

（1）全面核查:在治疗开始前,务必细致检查所有涉及的仪器设备、器械工具、耗材以及消毒液等,确保它们完好无损且处于正常可用状态。对预备使用的物品进行防护处理,如贴上防污染膜,并做好个人防护,戴上头套。

(2)接诊与初步评估:以热情友好的态度迎接患者,协助其进入诊室,并核实其身份信息。协助患者坐在牙椅上,促进医患之间相互熟悉,建立初步的信任关系。

(3)详细问诊与全面评估:深入了解患者的饮食习惯、既往病史等基本情况;检查口腔局部的清洁程度,关注患者的心理健康状态,并向患者传授疾病相关知识,明确治疗费用及预期疗效。

(二)手术前的准备

手术前的准备至关重要,需细致入微,确保个人防护及物品准备得当。

(1)首要任务是清洁手部,可洗手或进行手部消毒,确保无菌。随后,正确佩戴口罩和帽子,如有必要,还需戴上防护面罩,以确保个人安全。

(2)在工作预备阶段,务必先处理无菌物品,再处理干净物品。依次铺好治疗巾,放入口检包,并连接好气枪、手机等设备。同时,接好吸管,放置水杯,系上围巾,并备齐专科器材。

(3)指导患者配合漱口,注意调整患者体位及光源,确保操作视野清晰。随后,根据需要,可佩戴橡胶手套或一次性的透明手套。

(三)手术中的护理

手术过程中的护理工作至关重要,需与医师紧密配合,严防并发症的发生。以下是对护理工作的具体要求。

(1)指导患者感觉通过鼻腔呼吸不畅时举手示意,并及时采取措施,防止患者出现误吸或呕吐等意外情况。

(2)选择托盘时,务必确保其大小适中,铝制托盘边缘需用布胶带仔细缠绕,以确保患者舒适度与操作安全。

(3)对于调和材料,需严格遵循粉液比例,确保材料均匀、表面光滑且无气泡,整个调和过程控制在45秒内完成。

(4)在放置托盘时,上颌部分应呈团状向前堆放,下颌部分则以条状形式由旋转方式放入,确保位置准确、操作轻柔。

(5)在辅助印模过程中,将托盘递交给医师,待其凝固后,再仔细整理好专科器械,确保准备工作完善。

(6)对于印模的处理,需用流动水仔细清洗,并喷洒适量消毒液进行消毒处理,最后灌注石膏模型,确保操作规范、结果准确。

(四)手术后的护理

把牙椅放回原位,指导患者配合漱口,整理好容貌;摘下围巾,让患者从牙椅上下来。整理所用的物品,撤去诊疗的器械、气枪、防污染的膜、头套,拿开吸管、水杯,清洗一下手机头。物体体表的消毒:用消毒的纸巾从干净的物品到污染的物品,对牙椅的治疗台表面、按钮、把手、气枪、手机绳、灯把、吸管口、痰盂的周边进行消毒。洗手或者进行手部的消毒。

(五)保健指南

指导患者了解口腔健康知识,了解饮食情况、精神状态,并提醒定期就诊。

四、复合树脂填充的护理

(一)在开始治疗之前

在治疗开始之前,严谨核查所涉及的所有仪器设备、器械、材料以及消毒液,确保其完整性和正常功能性。

(1)将所有预备物品妥善安置,为防止污染,悉数贴上防污染膜,并确保医师本人戴上头套。

(2)接诊与评估环节:以饱满的热情迎接患者,引导其进入诊室,并核实其身份。协助患者安稳地坐上牙椅,促进医患双方彼此的了解与信任。

(3)问诊与评估阶段:深入了解患者的饮食习惯、既往病史等一般状况,细致检查口腔局部情况、患者精神状态,并针对患者所患疾病的相关知识进行详细询问。同时,告知患者治疗的大致费用和预期效果。

(4)术前准备阶段:为确保手术安全,需做好个人防护,并备齐手术用品。务必先进行手部清洁或消毒,随后戴上口罩和帽子,如有必要,再佩戴面罩。此时,要确保所有操作均遵循无菌原则,使用无菌物品。接下来,铺设纱布垫,放入检查包,连接吸管,放置一杯水,并围上围巾,准备好专业器械。在此过程中,指导患者进行漱口,并注意调整患者体位与光源,以便更好地进行治疗。最后,根据需要,为患者戴上橡皮手套或透明手套。

(二)手术中的护理

在手术过程中,护理工作的核心是与医师紧密配合,有效预防各类并发症的发生。为此,护士需采取以下措施确保手术顺利进行。

(1)告知患者术中如有任何不适,请务必举手示意,切勿随意移动身体或用口呼吸,以免影响手术进程。同时,及时吸唾,防止患者误吸,确保口腔组织不受损伤。

(2)备洞阶段,护士需熟练安装车针,进行备洞操作,并持续吸唾、去腐,为医师提供清晰视野,提高手术精度。

(3)酸腐蚀与粘着环节,护士需巧妙使用棉球隔湿,用胶棒蘸取粘结剂涂于窝洞,随后吹风、光固化灯操作,确保粘接牢固。

(4)填充与固定养护阶段,护士需准确取适量树脂和填充物,递送至医师手中。同时,提醒医师分层充填、光固化灯光照,确保填充物固化完全。

(5)调合与抛光阶段,护士需更换抛光车针,递送咬合纸张,协助医师进行调合操作。调合完毕后,递送探针进行检查,确保修复体与牙齿贴合完美。

(三)手术后的护理

在完成牙齿治疗后,将牙椅复位,耐心指导患者进行漱口,并仔细整理自己的容貌。随后,摘下围巾,协助患者安全从牙椅上起身。开始整理诊疗过程中所使用的物品,撤掉所有器械、气枪、防污染的膜、头套、吸水工具以及拿开吸管和水杯。同时,对手机头进行彻底的清洗。对物体体表进行消毒处理:使用消毒纸巾,从清洁物品到污染物品逐一进行消毒,确保牙椅的治疗台表面、按钮、把手、气枪、手机绳、灯把、吸管口以及痰盂周边等区域都得到有效消毒。最后,进行洗手或手部消毒程序。

（四）保健指南

包括口腔卫生的情况、饮食的情况、按时就诊的情况等，这些都是衡量一个人口腔健康管理的重要方面。

五、根管治疗的护理

（一）在开始治疗之前

治疗开始前，务必细致检查所有仪器设备、器械、材料及消毒液，确保其完整性和正常使用状态。准备就绪的物品需贴上防污染膜，并确保医师已戴上头套，以保障治疗环境的安全与卫生。

接诊与评估环节，要求以饱满的热情迎接患者，引导其进入诊室，并核实其身份信息。协助患者坐上牙椅，促进医患双方彼此熟悉与信任。

问诊与评估内容广泛，涵盖口腔卫生状况、局部病变情况、患者的精神状态、疾病相关知识储备、治疗费用预算、期望治疗效果及经济承受能力等多个维度。

（二）手术前的准备

在手术前，严谨的准备工作至关重要，务必确保个人防护及物品准备得当。首先，认真清洗双手或进行高效的手部消毒，随后正确佩戴口罩和帽子，如有必要，还需戴上防护面罩。接下来，确保工作预备得以妥善完成：用无菌物品覆盖，再放置干净的物品，并铺好治疗巾。将口检包放置其中，连接好气枪、手机等设备，并接好吸管。放置一个水杯，系上围巾，并备齐专科器材。此外，指导患者配合漱口，注意调整其体位及光源，以确保手术顺利进行。最后，根据需要，可选择佩戴橡胶手套或一次性的透明手套，为手术提供更为安全的保障。

（三）手术中的护理

手术中的护理至关重要，需与医师紧密配合，防止并发症的发生。如有任何不适，请务必举手示意，切勿随意移动。确保用鼻子呼吸，及时吸唾，以防止患者误吸、损伤。在揭顶、开髓、拔髓等关键步骤中，需递拔髓针，并用清洗液仔细清洗根管。根管的消毒与预备阶段，需递扩大针疏通根管，准备根管测量仪和测量尺，精确测量根管长度，并调整根管治疗仪的各项参数。同时，需备好镍钛锉、75％酒精棉球以及双氧水等清洗材料，确保根管预备工作有序进行。当进行根管充填时，需用棉球隔湿、纸张尖干燥根管，并调好糊剂。选择相应的主牙胶尖，标示长度后，递锉针导入糊剂，再依次递主尖、侧压器、副牙胶尖，确保充填严密。最后，递烧器，取暂时封闭材料封闭窝洞，并用小湿棉球修复局部。

（四）手术后的护理

手术后的护理至关重要，患者需紧密配合医师，共同预防并发症的发生。首先，将牙齿治疗椅复位，耐心指导患者进行漱口护理，并为其整理仪容，摘下围巾，安全下移牙椅。接下来，系统整理手术物品，包括分类处置专科器械、气枪等设备，拆除防污染膜、头套及吸水杯，并移开吸管与水杯，对手机头等物品进行清洗。在进行物体表面消毒时，需使用消毒纸巾按先清洁后污染的顺序擦拭，确保牙椅治疗台面、按钮、把手、气枪、手机绳、灯把、吸管口及痰盂周边等区域得到有效消毒。最后，务必执行严格的洗手或手部消毒程序。

此外，我们还应向患者提供保健指南，关注其口腔卫生状况、饮食情况，并提醒其按时就诊，确保口腔健康得到全面呵护。

六、拔牙后的护理

（一）在开始治疗之前

（1）在治疗伊始，务必对所有涉及的仪器设备、器械、耗材以及消毒液进行细致的检查，确保其完整性和正常功能，保障治疗过程的顺利进行。同时，将防污染膜妥善贴于所需部位，医师本人也应穿戴好头套，确保诊疗环境的清洁与安全。

（2）接诊与评估环节，应展现出热情周到的服务态度，邀请患者步入诊室，并核实其身份信息。协助患者坐上牙椅，利用此机会，双方作进一步的相互了解，营造和谐的诊疗氛围。

（3）问诊与评估阶段，全面了解患者的口腔卫生状况、局部病变情况，以及精神状态等一般情况。此外，还需就疾病相关知识、治疗费用及预期治疗效果等方面与患者进行深入沟通。

（二）手术前的准备

在手术前，我们需要充分做好个人防护和物品准备工作。首先，要仔细洗净双手或进行严格的手部消毒，确保无菌操作。然后，正确佩戴口罩、帽子，必要时还需戴上防护面罩，以确保手术环境的安全。

同时，要准备好手术所需物品：无菌物品、清洁物品等。铺好治疗巾，放入口腔检查包，连接好气枪、手机等器械，接好吸管，并放置一个水杯，系上围巾。根据手术需要，准备专科器材，并确保其功能完好。

在指导患者配合手术时，要注意其体位及光源的调整，确保手术视野清晰可见。最后，根据需要，可佩戴橡胶手套或一次性的透明手套，以确保手术的顺利进行。

（三）手术中的护理

手术中要配合医师，防止并发症的发生。指导患者有不舒服的情况举手示意，禁止乱动。及时吸血，防止患者误吸。保护好患者的口腔组织，防止损伤及出血，严格按照无菌操作技术进行，预防医院内的感染。用水或过氧化氢漱口，清洁口腔。辅助手术区域的消毒；局部麻醉，严密观察；辅助增隙、去骨、劈牙，托好下颌角处，用右手锤击；严密观察病情，询问患者有没有不舒服，及时告知医师并做处理。

（四）手术后的护理

手术后的护理至关重要，患者需紧密配合医师，共同预防并发症的风险。首先，将牙齿治疗椅缓缓放回原位，并耐心指导患者如何配合漱口，以利于术后恢复。随后，整理患者的容貌，轻轻摘下其围巾，并协助其从牙椅上安全下来。接下来，开始整理手术过程中使用的物品。专科器械需要逐一清洗，气枪也要仔细清洁，同时撤去防污染的膜、头套以及吸水杯。吸管和水杯也要拿开，确保所有物品都得到了妥善的处理。物体体表的消毒工作同样不容忽视。消毒纸巾按从干净到污染的顺序使用，依次对牙椅的治疗台表面、按钮、把手、气枪、手机绳、灯把、吸管口以及痰盂的周边进行消毒。最后，务必洗净双手或进行手部消毒。

（五）保健指南

包括口腔的卫生情况、饮食的情况、合适的运动、精神状态、按时去医院复诊等。

七、口腔内肿瘤摘除术的护理

(1)在治疗伊始,务必对所有使用的仪器设备、器械、材料以及消毒液进行细致入微的检查,确保其完整性和正常使用状态。将准备就绪的物品贴上防污染膜,并协助患者戴上头套。接诊与评估环节,要以饱满的热情迎接患者,引导其进入诊室,并核实其身份信息。协助患者坐上牙椅,进行相互间的认识与沟通;问诊与评估方面,需全面了解患者的口腔卫生状况、局部病情、精神状态、疾病相关知识、治疗经历及费用预算,并明确预期治疗效果。

(2)手术前阶段,务必做好个人防护及物品准备。认真洗手并进行手部消毒,正确佩戴口罩和帽子,如有需要,还应戴上防护面罩。确保工作预备到位,首先使用无菌物品,再用干净的物品,铺好治疗巾,放入口检包,接好气枪、手机、吸管,放置水杯,并系上围巾。专业器械如肿物切开包、无菌手套、缝针、缝线、标本瓶等应妥善准备。同时,指导患者配合漱口,注意调整体位及光源,确保手术视野清晰可见。

(3)手术过程中,要与医师紧密配合,防止并发症的发生。指导患者如有任何不适,立即举手示意,严禁随意移动身体。及时吸取口腔内的血液或其他液体,防止误吸。要严格保护患者的口腔组织,防止损伤和出血;严格按照无菌操作技术进行手术,预防医院内的感染风险。使用水或过氧化氢漱口,保持口腔清洁。协助完成手术区域的消毒工作,准备1%的碘伏棉球;进行局部麻醉操作,并严密观察患者病情变化;及时吸唾,保持手术视野清晰,辅助牵拉口角和局部止血操作;始终保持与患者的沟通,询问其是否有任何不适,一旦发现异常情况,立即告知医师以便及时处理。

(4)手术后阶段,协助患者离开牙椅,并整理好所用物品:包括专科器械、气枪、防污染膜、头套、吸管及水杯等。对物体表面进行消毒处理:用消毒纸巾依次擦拭从干净到污染的物品,并特别关注牙椅的治疗台表面、按钮、把手、气枪、手机绳、灯把、吸管口和痰盂周边等关键区域的清洁与消毒。最后再次洗手或进行手部消毒。

(5)在患者离院后,需指导其进行口腔卫生保健工作,调整饮食结构,并鼓励其适当运动以促进康复。同时,要保持心情愉悦,遵循医嘱进行复查和拆线等后续治疗。通过细致入微的护理配合,为患者提供更为安全、舒适的治疗体验。

八、固定义齿支台支护的护理

(一)在开始治疗之前

在治疗开始之前,务必细致检查所有仪器设备、器械、材料以及消毒液,确保其完整无缺、状态正常,以保障治疗的安全与有效。此外,还需为物品贴上防污染膜,并确保医师佩戴头套,以维护治疗环境的清洁与卫生。

接待患者时,应展现出热情友善的态度,引导患者进入诊室,并核实其身份信息。协助患者就座于牙椅之上,促进医患双方彼此的了解与信任。问诊及评估过程中,务必全面了解患者的饮食状况、既往病史等基本信息,同时关注患者的心理状态、口腔局部情况、疾病相关知识、治疗费用预期、经济承受能力等方面,以便为患者提供更为精准的治疗方案。

（二）手术前的准备

手术前的准备阶段,需做好个人防护与物品筹备工作。彻底洗净双手或进行手部消毒,确保口罩和帽子佩戴妥当,如有需要,可戴上防护面罩,以确保工作安全。工作预备阶段,先使用无菌物品,随后是干净物品,依次铺好治疗巾,放入口检包,连接好吸管,放置水杯,并系好围巾。同时,准备好专业器械与材料,并指导患者配合漱口,注意调整体位及光源位置。在操作过程中,需佩戴橡胶手套或一次性透明手套,以确保卫生与安全。

（三）手术中的护理

手术中的护理工作应紧密配合医师进行,并采取有效措施预防并发症的发生。指导患者如感到任何不适,务必举手示意,严禁随意移动身体或乱动。手术中提醒患者通过鼻子呼吸,并及时吸除口腔内的血液或其他液体,防止患者误吸而引发意外。同时,要特别注意保护患者的口腔组织,防止发生损伤。在牙体预备阶段,应选择合适的车针,有效吸唾,适当牵拉口角,以充分暴露手术区域。排龈过程中,应递送柳叶刀和排龈线。制作口腔印模时,要选择合适的托盘,调材料并灌制阴模。此外,还需辅助制作临时的修复体。在比色环节,应递送合适的比色板和镜子,协助比色并记录相关信息。

（四）手术后的护理

手术后的护理工作包括整理所用物品、进行清洁与消毒处理。首先将牙椅复位,指导患者配合漱口并整理容貌;随后摘下围巾,协助患者从牙椅上起身。接着,撤掉所有器械、气枪、防污染膜、头套等物品,并拿开水杯和吸管。最后进行物体表层的消毒工作:使用消毒纸巾按从干净到污染的顺序擦拭物品表面;同时消毒牙椅的治疗台表面、按钮、把手、气枪、手机绳、灯把、吸管口以及痰盂周边等区域。最后再次洗手或进行手部消毒工作。

（五）保健指南

指导患者注重口腔卫生,合理饮食,适当运动,保持心情愉悦,并按时去医院检查。

九、固定试戴的假牙及粘固的护理

（一）在开始治疗之前

在治疗开始前,务必仔细检查所使用的仪器设备、器械、材料以及消毒液,确保其完整性和正常使用。将所需物品准备妥当,并贴上防污染膜,同时戴上头套,以确保治疗环境的清洁和安全。

接诊及评估:以热情的态度接待患者,引导其进入诊室并安排坐下。进行问诊与评估,了解患者的口腔卫生状况、局部病情、疾病相关知识以及心理状况。

（二）手术前的准备

手术前,务必做好个人防护和物品准备。洗净双手并进行手部消毒,佩戴口罩和帽子,如有需要,可戴上防护面罩。确保工作预备就绪,首先使用无菌物品,再使用干净物品,铺好治疗巾,放入口检包,接好吸管,放一个水杯,系上围巾,备齐专业器械与材料。指导患者配合漱口,注意调整体位和光源,佩戴橡胶手套或一次性透明手套。

（三）手术中的护理

手术中,务必密切配合医师,防止并发症的发生。指导患者如有不适,举手示意。提醒患者用鼻子呼吸,以保护患者的口腔组织,防止损伤。及时吸唾,防止患者误吸。进行试戴与调试时,递上冠器、装慢直机和磨头，准备红色咬合纸张，反复调磨修复体，并协助患者试戴。在粘固前，递镜子给患者，确认满意度。进行消毒时，使用75%酒精消毒基牙和假牙，确保吹干。粘固时，辅助隔湿、调和粘结剂、放入内冠，并嘱患者咬紧棉球约5分钟，以去除多余的粘结剂。最后，使用探针和牙线去除多余的粘结剂。

（四）手术后的护理

手术后的护理工作至关重要，需细致整理所用物品，确保清洁消毒无遗漏。将牙齿治疗椅复位，耐心指导患者进行漱口护理，并为其整理容貌，摘下围巾。随后，协助患者从牙椅上安全起身。在整理过程中，撤掉所有使用过的器械、气枪、防污染膜及头套。接着，吸一杯水进行清洁，随后拿开吸管和水杯。对物体体表进行消毒时，需使用消毒纸巾按从干净到污染的顺序擦拭，确保牙椅治疗台、按钮、把手、气枪、手机绳、灯把、吸管口及痰盂周边均得到消毒。最后，完成洗手或手部消毒程序。

（五）保健指南

指导患者口腔的卫生情况，合理饮食，适当运动，保持心情愉悦，按时去医院检查。

十、桩核牙体缺损的修复、护理

（一）治疗前预备

治疗伊始，务必细致核查所有仪器设备、器械及材料的状态，确保其完整性并处于正常功能位。消毒液应新鲜有效，贴上防污染膜，操作者须穿戴整洁头套，以保障治疗环境洁净安全。

接诊与评估阶段，要求热情接待患者，引导其进入诊疗室，并协助就座于牙椅。详细问诊时，需全面了解患者的口腔卫生状况、病灶局部情况、相关疾病知识知晓程度以及精神状态，以便制订个性化的治疗方案。

（二）术前细致准备

术前准备阶段，务必做好个人防护及物品筹备工作。操作者需彻底洗手或进行严格的手部消毒，正确佩戴口罩、帽子，如有必要，还需戴上防护面罩，确保自身安全。工作预备步骤包括但不限于：清理并铺好治疗巾，放入口腔检查包，连接吸管，放置水杯，系好围巾，并摆放好专业器械与材料。同时，指导患者配合漱口，注意调整体位及光源，最后戴上橡胶手套或一次性透明手套。

（三）术中精心护理

手术中应与医师紧密配合，有效防止并发症的发生。指导患者如有任何不适，及时举手示意。提醒患者术中务必用鼻呼吸，确保患者口腔组织不受损伤，并及时吸唾，防止误吸。在根面预备阶段，需精确安装车针，吸唾，适度牵拉口角，以充分暴露手术区域；而在根管预备环节，需备好适宜的预备钻，递送根管测量尺、口腔印模材料，选择合适的托盘并调配硅胶，制作对颌模型并灌注阴模。最后，完成根管口暂时封闭时，要仔细清洗吹干根管，递送酒精灯和暂时封闭条，确保操作规范有序。

（四）手术后的护理

手术后的护理工作至关重要，需对所用物品进行整理，并实施清洁与消毒措施。首先，将牙齿治疗椅复位，指导患者进行漱口，并整理其容貌；随后，摘下围巾，协助患者从牙椅上安全起身。整理过程中，需撤掉所有使用过的器械、气枪、防污染膜、头套等物品，同时移开吸管与水杯。

对物体表面进行消毒,使用消毒纸巾按从洁净到污染的顺序进行擦拭,确保治疗台表面、按钮、把手、气枪、手机绳、灯把等均得到有效消毒。同时,还需特别注意吸管口及痰盂周边的消毒工作。

最后,完成上述操作后,务必进行洗手或手部消毒,以确保整个护理过程的安全与卫生。

十一、活动假牙的修复、取模和确定颌位关系的护理

(一)治疗前的细致准备

在治疗开始前,务必仔细检查所有仪器设备、器械、材料及消毒液,确保其完整性和正常功能。为防止污染,应将物品贴上防污染膜,并让患者戴上头套。在接待患者时,应展现出热情的态度,将其引入诊室,并核实其身份。安排患者坐上牙椅,进行全面的问诊及评估,了解其饮食习惯、既往病史等一般情况,关注患者的心理状态、口腔局部状况、疾病相关知识、治疗费用预期、经济承受能力等细节。

(二)手术前的周全准备

手术前,需做好个人防护及物品准备。彻底洗手或进行手部消毒,佩戴口罩和帽子,如有需要,再戴上面罩。在工作预备阶段,首先处理无菌物品,再使用干净的物品,依次铺好治疗巾,放入口检包,连接吸管,放置水杯,并系上围巾。同时,准备专业器械与材料,指导患者配合漱口,注意调整体位和光源,并戴上橡胶手套或一次性透明手套。

(三)手术中的专业护理

在手术过程中,密切配合医师,并防止并发症的发生。指导患者如有任何不适,举手示意,严禁随意移动。提醒患者用鼻子呼吸,及时吸血,防止误吸。保护患者口腔组织,防止损伤。牙体预备时,选择合适的车针,有效吸唾,牵拉口角,以露出手术区域。进行口腔印模时,选择合适的托盘,调材料,灌阴模。确定颌位关系时,点燃酒精灯,递蜡片,并保存于冷水中。辅助制作粘固临时修复体。比色时,递送合适的比色板和镜子,辅助比色并记录。最后选择人工牙。

(四)手术后的细致护理

手术后,需细致整理所用物品,并进行清洁和消毒。将牙齿椅子放回原位,指导患者配合漱口,并整理其容貌。摘下围巾,让患者从牙椅上起身。依次撤掉所用器械、气枪、防污染膜、头套、吸管和水杯。进行物体表层消毒:使用消毒纸巾按从干净到污染的顺序擦拭物品表层;再消毒牙椅的治疗台表面、按钮、把手、气枪、手机绳以及灯把的吸管口和痰盂周边。最后彻底洗手或进行手部消毒。

(五)保健指南与健康指导

在治疗结束后,提供详尽的保健指南和建议,指导患者保持良好的口腔卫生习惯、合理饮食、适当运动以及保持心情愉悦。同时,提醒患者按时前往医院进行复查,以确保治疗效果和口腔健康。

十二、活动义具的戴入及护理

(一)治疗前预备

在治疗伊始,务必细致检视所使用的仪器设备、器械、材料及消毒液,确保其完整性和正常功能,以保障治疗过程的顺利进行。同时,将所需物品妥善贴上防污染膜,并协助患者戴上头套,以预防可能的污染风险。

接诊与评估阶段：应以热情周到的态度迎接患者，引导其进入诊室，并核实其身份信息。协助患者就座于牙椅之上，促进医患双方彼此的了解与信任。问诊及评估过程中，需详细了解患者的饮食状况、既往病史等一般情况，同时关注患者的心理状态、口腔局部状况、疾病相关知识、治疗费用预期、经济承受能力等因素，以便为后续治疗提供更为全面的参考依据。

(二)手术前准备

在手术前，需做好个人防护及物品预备工作。首先，进行手部清洁或消毒，确保无菌操作；随后，正确佩戴口罩和帽子，如有必要，还需戴上防护面罩，以确保手术环境的安全。在物品预备方面，应遵循先无菌后清洁的原则，依次铺好治疗巾、放入口检包、接好吸管、放置水杯，并系上围巾。同时，将专业器械与材料准备妥当，确保一切就绪。在此过程中，还需指导患者配合漱口，注意调整体位及光源，以保障手术过程的顺利进行。最后，医生需穿戴橡胶手套或一次性透明手套，确保手术操作的安全与卫生。

(三)手术中的护理

在手术进行中，护士需密切配合医师，并时刻警惕并发症的发生。指导患者如有任何不适，举手示意，切勿随意移动身体或乱动。同时，患者应通过鼻子进行呼吸，以避免误吸风险。护士需全力保护患者的口腔组织，防止在治疗过程中受到损伤。在假牙检查、就位与调试环节，护士需确保假牙无小钩等异物，并装上合适的磨头，备好红色咬合纸张，指导患者正确咬合。在试戴假牙阶段，护士需协助完成假牙的抛光、消毒工作，并正确戴入口中。同时，护士需指导患者正确取戴假牙，避免咬合就位错误的发生。

(四)手术后的护理

手术结束后，护士需及时整理所用物品，并进行清洁与消毒工作。将牙椅放回原位，指导患者配合漱口，整理好容貌；摘下围巾，引导患者从牙椅上起身离开。在整理物品过程中，需撤掉所有器械、气枪、防污染膜、头套等物品，并使用消毒纸巾按从干净到污染的顺序进行物体表面消毒。此外，还需对牙椅的治疗台表面、按钮、把手、气枪、手机绳、灯把、吸管口、痰盂周边等区域进行细致消毒。最后，护士需再次进行手部清洁或消毒工作。

(五)保健指南

术后保健指南同样至关重要。指导患者如何正确摘戴假牙、维护口腔卫生、合理安排饮食以及注意活动安全和精神状态。一旦出现任何不适感觉，应立即就诊，以确保口腔健康的持续维护与恢复。

十三、正畸治疗的患者留取照相资料的护理

(一)治疗前预备

在治疗开始前，务必细致检查所有仪器设备、器械、材料及消毒液，确保其完整性和正常功能。将准备好的物品贴上防污染膜，并为医生戴上头套。

接诊与评估：以热情的态度迎接患者，引导其进入诊室，并核实患者身份。协助患者坐上牙椅，促进医患之间的相互了解。详细问诊，评估患者的饮食状况、既往病史等基础信息，同时关注患者的心理状态、口腔局部情况、疾病相关知识、治疗费用预期、经济承受能力等因素。

(二)手术前准备

手术前,务必做好个人防护与物品预备工作。洗净双手或进行手部消毒,正确佩戴口罩和帽子,如有需要,还需戴上防护面罩。预先安排好工作顺序,优先处理无菌物品和清洁物品,依次铺好治疗巾,放入口检包,连接吸管,放置水杯,系好围巾,并准备好专业器械与材料。指导患者配合漱口,注意调整体位和光源,最后戴上橡胶手套或一次性透明手套。

(三)手术中的护理配合

手术中,需与医师紧密配合,防止并发症的发生。指导患者如有任何不适,举手示意,切勿随意移动。建议患者使用鼻呼吸,避免咬碎反光镜。对于照咬合正面相:需水平拉开上下唇,放入镜子,患者辅助拉开下唇,右手扶镜,左手吹干镜。左右咬合侧位相:需撑开唇部、拉开颊部。照面相时,指导患者配合漱口,协助患者从牙椅上下来,整理头发、面容,患者靠墙站立,完成正面相和侧位相的拍摄。

(四)手术后的护理与清洁

手术后,需系统整理所用物品,并进行彻底的清洁与消毒。撤去所有器械,收起气枪和防污染膜及头套。使用消毒纸巾按从干净到污染的顺序进行物体表面消毒,特别关注牙椅治疗台表面的按钮、把手、灯把和痰盂周边等区域。最后,再次洗手或进行手部消毒。

(五)保健指南与口腔卫生宣教

在治疗结束后,指导患者注意口腔卫生,合理饮食,保持心情愉快,并按时到医院进行复诊等。

十四、正畸固定矫治器粘接的护理

(一)治疗前的细致准备

在治疗开始之前,务必细致地进行各项检查与准备工作。确保所有仪器设备、器械、材料及消毒液均处于完好、正常状态,并贴上防污染膜,为医师戴上头套,营造安全的诊疗环境。

接诊与评估阶段:以热情洋溢的态度迎接患者,引导其进入诊室,并核实其身份信息。协助患者坐上牙椅,促进医患之间的相互了解与信任。通过详尽的问诊与评估,了解患者的饮食习惯、既往病史等基本信息,掌握患者的心理状态、口腔局部状况、疾病相关知识、治疗预期效果及经济承受能力,为后续治疗提供有力依据。

(二)手术前的周密安排

手术前,需做好个人防护与物品准备。认真洗手或进行手部消毒,确保口罩、帽子等防护用品佩戴齐全。如有必要,可佩戴面罩以增强安全保障。在预备工作中,严格遵循无菌操作原则,先使用无菌物品,后使用干净物品,依次铺好治疗巾、放入口检包、接好吸管、放置水杯,并系上围巾。同时,准备好专业器械与材料,并指导患者配合漱口,注意调整体位与光源。在确保安全的前提下,根据需要选择橡胶手套或一次性透明手套。

(三)手术中的紧密配合与安全防护

在手术进行中,护士需与医师紧密配合,时刻关注患者情况,防止并发症的发生。指导患者如感到不适,应举手示意,切勿随意移动身体。同时,嘱患者用鼻子呼吸,及时吸唾,避免误吸导致的损伤。在固定托槽和粘接托槽的过程中,要确保操作准确无误,递光固化灯光照20~40秒以完成固化。最后,上弓丝和结扎钢丝时,要剪掉多余的弓丝和钢丝,确保治疗的安全与效果。

(四)手术后的细致整理与关怀指导

手术后,护士需细致整理所用物品,进行清洁与消毒工作。将牙椅放回原位,指导患者配合漱口,并整理好容貌,摘下围巾。同时,嘱患者从牙椅上下来,确保安全。随后,撤掉所有器械、气枪、防污染膜、头套、吸水杯等物品,并清洗手机头,确保诊疗环境恢复整洁。此外,还需进行物体表层的消毒工作,用消毒纸巾按从干净到污染的顺序擦拭物品表面,特别注意消毒牙椅的治疗台表面、把手、灯把及痰盂周边等易接触部位。最后,再次洗手或进行手部消毒,确保个人卫生符合规范。

(五)提供详尽保健指南

在治疗结束后,护士应提供全面的保健指南,涵盖口腔卫生保健、饮食调整、精神状态调节等方面。同时,务必提醒患者按时到医院进行复诊,以确保治疗效果得到及时有效的跟踪与评估。

十五、人工种植义齿修复过程中的护理

(一)治疗前细致准备

治疗前,确保所有仪器设备、器械、材料及消毒液均处于完好、正常状态。为防止污染,相关物品应贴膜保护,并给患者戴上头套,以营造安全的诊疗环境。热情接待患者,引导其进入诊室,并核实其身份。患者入座牙椅后,医师对其进行自我介绍与相互沟通,以建立治疗信心。

问诊及评估时,除了了解患者的饮食习惯、既往病史等基本信息外,还需关注其心理状态、口腔局部情况、疾病相关知识、治疗费用承受范围及期望值。通过全面评估,为患者制订个性化的治疗方案。

(二)手术前严谨筹备

手术前,医护人员需做好个人防护及物品准备。洗手消毒,更换洗手衣,戴口罩、帽子,如有需要,再戴上眼罩。工作预备阶段,严格遵循无菌操作规程,先使用无菌物品,再使用干净物品。铺好治疗巾,放入口检包,接好吸管,放一杯水,并系上围巾。同时,准备好专业器械与材料,确保一切井然有序。

指导患者配合漱口,调整其体位及光源,确保手术视野清晰。医护人员需戴橡胶手套或无菌一次性的透明手套,确保手术过程的无菌及安全。

(三)手术中紧密配合与防护

手术中,医护人员与患者需紧密配合,共同防止并发症的发生。如有不适,患者应举手示意,切勿随意移动身体或乱动。手术中,应嘱患者通过鼻子呼吸,及时吸唾,防止误吸和口腔组织损伤。同时,严格遵守无菌操作规程,预防医院内感染。

术后,用清水或过氧化氢漱口,保持口腔清洁。进行局部麻醉时,密切观察患者反应。辅助消毒、铺巾等步骤完成后,进行切开、分离骨膜、制备种植窝等操作。过程中,两人需查对钻针,及时清洗和吸去冷却液,观察钻针方向与深度。

植入种植体时,两人再次查对种植体信息,低速旋入种植窝。缝合伤口时,辅助剪线并吸唾。整个手术过程需严谨、精确、安全地进行。

(四)手术后细致整理与指导

手术后,需细致整理所用物品,进行清洁和消毒工作。将牙椅放回原位后,指导患者配合漱口,并整理好容貌,摘下围巾。患者从牙椅上下来后,进一步整理所用器械、气枪、防污染膜、头套、吸

管、量杯等物品。物体体表消毒工作也至关重要,需用消毒纸巾从干净物品到污染物品依次消毒,并特别注意牙椅治疗台表面、把手、灯把及痰盂周边等易忽视部位的消毒工作。最后,医护人员需再次洗手或进行手部消毒工作。

(五)指导患者注意口腔的卫生情况

术后,患者需遵循保健指南的指导,注意口腔卫生情况。保持合理的饮食结构,避免食用刺激性食物;保持心情愉快,减轻心理压力;按时到医院进行复诊检查,以确保术后恢复的顺利进行。

十六、牙科假牙制作中的护理

(一)治疗前的细致准备

在治疗开始之前,务必细致检查所有仪器设备、器械、材料以及消毒液,确保它们完好无损且处于正常工作状态。将所需物品准备妥善,并贴上防污染膜,为医生戴上头套,确保诊疗环境安全且卫生。

接诊与评估:以热情的态度迎接患者,引导其进入诊室。请患者坐上牙椅,开始问诊与评估,关注口腔卫生状况、局部病情以及疾病相关知识,全面了解患者情况。

(二)手术前的周密准备

手术前,务必做好个人防护与物品准备。洗净双手或进行手部消毒,更换洗手衣,进行外科手消毒,并正确佩戴口罩和帽子,如有需要,还需戴上面罩,确保工作安全。在开始治疗之前,要先用无菌物品,再使用干净的物品,依次铺好治疗巾,放入口检包,接好吸管,放一个水杯,系上围巾,备齐专业器械与材料。指导患者配合漱口,并注意调整体位及光源,最后戴上橡胶手套或一次性的透明手套。

(三)手术中的专业护理

在手术过程中,密切配合医师,并警惕并发症的发生。指导患者如有任何不适,请举手示意,切勿随意移动。嘱患者用鼻子呼吸,及时吸唾,防止患者误吸,确保口腔组织安全。按步骤连接转移杆,旋下基台并旋入转移杆。进行印模制作,选择合适的托盘并调配材料。连接转移杆与替代体,确定颌位关系,并准备酒精灯和蜡片以保存记录。比色:递上合适的比色板与镜子,制作人工牙龈并进行灌模。

(四)手术后的细致护理

手术后,需细致整理所用物品,并进行清洁与消毒工作。将牙椅放回原位,指导患者配合漱口,并整理其容貌,摘下围巾,请患者从牙椅上起身。随后,撤掉所有器械、气枪、防污染膜、头套以及吸管和水杯等物品。对物体体表进行消毒处理:使用消毒纸巾从干净区域到污染区域依次擦拭,确保牙椅治疗台表面、把手、灯把以及痰盂周边等部位均得到消毒。最后,洗净双手或进行手部消毒。

(五)提供详尽保健指南

在治疗结束后,提供详尽的保健指南也是至关重要的环节。嘱咐患者关注口腔卫生情况、饮食情况以及精神状态等各方面细节问题;同时提醒患者按时前往医院进行复诊以确保治疗效果得到充分评估与跟进。

十七、种植假牙戴入的护理

(一)治疗前预备

治疗伊始,务必细致核查所有仪器设备、器械、耗材及消毒液等,确保其完整性、功能性及无菌状态。为防止污染,需为物品贴上防污染膜,并为医护人员戴上头套。要以满腔热情迎接患者,引导其步入诊室,并协助其就座于牙椅之上。初步问诊时,全面评估患者口腔卫生状况、局部病情以及疾病相关知识,为后续治疗提供准确依据。

(二)术前细致准备

手术前,务必做好个人防护及物品准备。严格洗手或进行手部消毒,更换洗手衣,进行外科手消毒,并正确佩戴口罩和帽子,如有必要,还需戴上防护面罩,确保工作安全。预备工作时,首要遵循无菌原则,先使用无菌物品,后使用清洁物品,依次铺好治疗巾,放入口检包,连接吸管,放置水杯,并系好围巾。同时,备齐专业器械与材料,指导患者配合漱口,并注意调整其体位及光源,以确保手术顺利进行。为确保操作安全,医护人员需佩戴橡胶手套或一次性透明手套。

(三)手术中的贴心护理

手术中,医护人员需与医师紧密配合,防止并发症的发生。提醒患者如有任何不适,举手示意。同时,建议用鼻子呼吸,以保护患者口腔组织,防止损伤。此外,要及时吸唾,防止患者误吸。在安装基台时,需旋下愈合基台,递送清洗液,并旋入基台。试戴修复体时,需安装车针,递送咬合纸张,并吸唾。同时,需准备物体消毒工作。用1%的碘伏消毒基台,吹干后粘贴。在辅助隔湿、调和粘结剂、放入内冠等步骤中,需递送光固化机、探针等工具,以清理多余的粘结剂。

(四)手术后的细致护理

手术后,需认真整理所用物品,并进行清洁和消毒。将牙椅放回原位后,指导患者配合漱口,整理好容貌,摘下围巾,并协助患者从牙椅上下来。随后,撤掉所有器械、气枪、防污染膜、头套等物品,并清洗手部或进行手部消毒。在物体体表消毒环节,需用消毒纸巾从干净物品到污染物品依次擦拭,并消毒牙椅的治疗台表面以及把手、灯把、痰盂周边等区域。

(五)健康宣教

在做好门诊的口腔卫生教育工作时,我们应根据患者不同的病情,灵活采用发放健康教育手册、播放电视与视频、现场示范等多种方式。这些举措旨在提高患者的口腔健康意识,确保他们在就诊前与就诊后都能获得全面的健康教育,让每位患者都能在轻松愉快的氛围中拥有健康的笑容。

第二节 儿科门诊护理

一、儿科门诊

(一)建立儿科门诊

在二级、三级医院中,儿科应被视为一个独立且核心的科室。其诊疗环境应具备独特的空间设计,布局合理且富有童趣,以营造一个令儿童感到舒适和安全的就医环境。儿科门诊应配备预约挂号系统、候诊室、检查室、治疗室、采血中心、化验室、配液中心及输液室等基础设施。然而,鉴于儿童就医需求的特殊性,我们需要在几个关键区域特别体现出儿科的独特性。

一是预诊处的设置:预诊处作为儿科诊疗流程的起点,其护士需通过简洁明了的病史询问及必要体检,准确判断患儿病情,并将其分诊至相应科室。这不仅能为患儿和家长节省宝贵的时间,还能显著提高就医效率。此外,预诊护士还需具备快速识别病情的能力,对于急危重症患儿,应立即安排急诊治疗,开启绿色通道,从而赢得宝贵的抢救时间。同时,预诊处还应具备及时发现并隔离传染病的能力,以减少交叉感染的风险。预诊室应设在靠近医院大门或儿科门诊入口处,标识清晰可见,并与急诊科、门诊部、传染病隔离室等区域保持便捷的沟通与转运。

二是候诊处的布置:由于儿科患者往往需要家长陪同,人流量大,因此候诊室需设计得宽敞明亮,配备充足的候诊椅,并确保空气流通。此外,还应设置换尿布桌、包扎桌、护理室等具有儿科特色的设施,以满足儿童就医的特殊需求。在布局上,儿科诊所应结合儿童友好理念,注重安全性,采用儿童保护型装修材料,如防撞条等保护尖角和墙角。有条件的话,可设置儿童娱乐区,播放儿童喜爱的影视节目和健康教育视频,以减轻儿童的紧张情绪,缓解家长等待时的焦虑,同时达到疾病健康教育的目的。

（二）儿科门诊的护理管理

儿科门诊部具有人流量大、疾病变化快、传染病发病率高、就诊人数多、关注度高、焦虑感往往大于其他科室的特点。因此,在护理管理中,我们需要做好以下工作。

一是优化看病流程。经验丰富的护士负责分诊,并与患者家长及患儿进行沟通协调,必要时陪同前往相关科室就诊,确保危重患儿能够顺利就医。门诊护士需做好看病前的准备、看病后的辅助及讲解工作,合理安排、组织及管理患者,以缩短候诊时间,提高看病速度和质量。

二是严密观察病情。儿童的病情变化迅速,因此在预诊及门诊整个诊治过程中,护士需经常巡视及观察患儿,发现问题立即处理并联系主治医师。

三是建立科学、有效的管理制度。这是保障医疗护理工作安全进行的有力保障。我们需要不断完善管理制度、急救制度、危重患儿的转运流程、消毒隔离制度以及护理岗位职责等,并定期进行培训、演练、检查和监督,确保医疗安全。

四是提供健康的宣传教育工作。儿科门诊是开展健康教育的重要场所,可以设置宣传栏、发放教育手册、播放健康教育视频等。门诊护士还可以开展多种形式的健康教育,提供护理相关知识,促进儿童的生长发育、合理喂养及常见疾病的预防和早期发现。对于慢性病患儿,我们应提供药物、营养、饮食、休养生息及生长发育等方面的教育,给予正确的健康指导。

五是加强医院内感染的防控。根据儿科门诊部儿童及疾病的特点,制定可行的感染管理规范,加强预检分诊管理,采取有效的感染防控措施,预防疾病传播,确保医疗废物得到妥善处置,控制医院感染风险。同时,还需对患儿、家长及医护人员进行教育及培训。

六是建立门诊信息化系统。信息化系统的建立有助于优化门诊服务流程,提供多种便捷服务,提高工作效率,同时也有助于保障门诊医疗质量和安全。在推进信息化建设的过程中,我们需高度重视信息的安全性与保密性。

二、儿科急诊

儿科疾病以其起病急骤、侵袭性强、病情变化迅速的特点,使得儿科急诊室经常面临患儿数量众多、病情进展迅速的挑战。与成人急诊相比,儿科急诊在医疗条件、抢救程序和技术措施等方面存在诸多差异,因此,我们必须结合儿科的特点,对儿科急诊室进行建设和管理。

(一)儿科急诊的建立

(1)儿科急诊室的建设应涵盖急诊候诊区、预诊分诊、检查室、观察室和抢救室等核心区域,并配备适合儿童抢救的基本器械。建筑格局和设施应严格遵循医院感染管理的要求,确保环境安全与卫生。应急区域应设有清晰的警示标志、引导标志、标识标志及登记标志,分区明确,绿色通道标志醒目,以便在紧急情况下迅速作出反应。

1)独立的儿童急诊科应设有挂号区、预诊分诊台、候诊区、咨询室、观察室、抢救室、治疗室等功能区域。有条件的儿童专科医院可设置急诊重症监护病房,与儿童重症监护病房整合,确保资源充分利用。三级综合医院可根据医院儿科的规模,灵活设置急诊病房、隔离室、清创手术室等功能区域。二级医院则应确保具备标准的儿科急诊室、观察室和急救室。此外,辅助区域如办公室、值班室、更衣室、储藏室、家属等候区、饮水处、污水净化室和卫生间等也应一应俱全。若条件允许,医院还可设立医患交流室、母婴室或母乳喂养室、教室等功能区域,以满足不同需求。

2)与儿科急诊紧密相关的医疗部门包括影像科、超声室、心电图室、化验检查室、急诊药房等,应尽量靠近或相对方便,形成顺畅的绿色通道,确保患儿能够快速、高效地得到救治。

3)为提高急诊效率,我们应积极推行病情分级与分区管理,将候诊区划分为红、黄、绿三个区域,根据患儿病情的严重程度进行合理分流,确保重症患儿得到及时救治。

4)房间应具备良好的通风条件,并配备相应的洗手池。每个观察床的净使用面积应为 6 m²,床间距不得小于 1 m。床位的数量可根据各医院实际情况自行确定。救援室各床单元的净使用面积约为 12 m²,床单元应有明确的救援人员站位标识,确保救援工作有序进行。

5)抢救室应配备功能完善的设备带或升降塔,为病床提供电、气、负压吸引等功能性支持。此外,还应有温控设备、急救药品车以及用于存放各种抢救设备的抢救柜。各种急救设备如监护仪、儿童复苏设备等也应一应俱全。三级儿童专科医院可根据 PICU 的要求建立 EICU 或 ICU,配备B 超、纤维支气管镜、血液净化装置、体外膜氧合等高级设备。三级综合医院应配备除颤仪、呼吸机等关键设备,并创造条件配备床旁监护设备。血气、血液生化检测设备可与成人急诊室或医院中心实验室共用。二级医院至少应配备无创通气设备,确保基本救治需求得到满足。急救物品和药品应由专人保管,放置在固定的位置,并处于备用的状态。

6)此外,我们还需备有儿科急救的转运设备,包括可以移动的转运床、氧气瓶、氧气袋、抢救车、抢救插管包、抢救药品等必备物品,确保在转运过程中患儿的安全与救治工作的顺利进行。

(2)儿科急诊科需实行全天候接待制度,为前来就诊的儿童提供及时、高效的急救服务。医护人员必须配备充足,结构合理,能够根据病号数量合理安排医护人员的工作。各家医院应根据实际情况,配备适当数量的保洁人员、护理人员和保安人员等,有条件的还可设置社工机构,为患儿及其家属提供全方位的关爱与支持。

(3)预诊与分诊工作至关重要。预检护士需具备丰富的经验,原则上应为主管护师及以上级别。他们需根据预检评估的情况,准确判断患儿病情的严重程度,并合理安排就诊顺序。对于可能危及生命的患儿,应立即送至抢救室实施紧急抢救,确保患儿的生命安全得到最大程度的保障。

(二)儿科急诊的精细护理管理

1.精心制定与修订各项规则与条例

建立急诊工作制度、急诊首诊负责制、急诊绿色通道制度、急危重症抢救制度、急诊交接班制度、急诊会诊及转诊制度、死亡病例的讨论制度、急诊护士急救技术培训制度、急诊或急救仪器设备管理制度等,并不断地对其进行完善、修订及督导,确保每一项制度都能为患儿提供最优质的医疗服务。

2.精心制定紧急情况应对计划

为危重患儿制定详细的抢救流程,并针对医疗意外或突发事件制定应急预案。在应对儿童突发的公共卫生事件或群体灾害事件时,按规定及时报告给医院的相关部门,医院将根据具体情况启动相应的处理程序。此外,每年至少进行两次应急演练,以确保在紧急情况下能够迅速、有效地应对。

3.严格把控护理品质

建立护理质量控制队伍,对发生的各种事件、差错及潜在危险因素进行分析,并提供改进建议。此外,对患儿实施预诊断,以"零缺陷"为目标,通过系统化的管理,不断提高护理工作及急诊工作的质量。

4.全面落实安全管理措施

(1)严格识别患儿身份,执行查对制度,确保对患儿实施正确的操作。对于传染病、药物过敏等特殊性的患儿,有明确的识别标志。

(2)建立谈话与告知制度,及时与家长沟通患儿病情。有创诊疗需签署知情同意书后才能实施。

(3)在诊疗活动中,送达书面医嘱,紧急抢救时可以口头下达临时性医嘱,护士需完整重述、确认,执行时两人查对,事后及时补记。

(4)手卫生标准严格执行七步洗手法,落实医院感染控制的各项要求。

(5)积极预防和降低儿童跌倒、坠床等意外事故的发生,为患儿提供安全的治疗环境。

5.持续加强技能与培训

熟悉呼吸衰竭、心衰、休克、昏迷的抢救程序,能与医生紧密合作完成抢救工作。定期进修小儿急救技巧,不断提升医护团队的急救能力。

第二章 神经内科护理

第一节 脑梗死的护理

脑梗死,又称缺血性脑卒中,是一种由多种原因引发的临床综合征。当脑供血出现障碍时,局部脑组织会因缺血、缺氧而坏死,进而导致相应神经功能缺损。其中,脑梗死是最为常见的脑卒中类型,占据了绝大部分病例。根据局部脑组织缺血坏死的不同机制,脑梗死可进一步细分为脑血栓形成、脑栓塞以及血流动力学机制引起的脑梗死三种病理生理类型。

本节将重点介绍脑血栓形成引起的脑梗死。脑血栓是脑梗死的常见类型,而动脉硬化则是其发病的根本原因。因此,临床上的脑血栓主要指的是大面积动脉粥样硬化性脑梗死。

一、病因与发病机制

(一)脑动脉粥样硬化

脑动脉粥样硬化是脑血栓形成最常见、最根本的原因。高血压与其密不可分,两者甚至互为因果。糖尿病和高脂血症会加速脑动脉粥样硬化的进程。

(二)动脉炎

结缔组织疾病,细菌、病毒、螺旋体感染等都可能引发动脉炎,导致管腔狭窄或堵塞。

(三)其他病因与发病机制

除了以上两种主要原因外,还有一些其他因素,如真性红细胞增多症、血小板增多症、弥散性血管内凝血、脑淀粉样血管病等,也可能导致脑血栓的形成。

二、临床的表现

(一)临床特点

(1)发病群体主要为 50 岁以上的人群,尤其常见于动脉粥样硬化、糖尿病、高血压及高脂血症患者。

(2)疾病常在安静或静息状态下悄然发作,部分患者在发病前可能表现出肢体麻木、乏力等前驱症状,或经历短暂性脑缺血发作。

(3)发病进程相对缓慢,从症状出现到达到高峰,通常需要 10 小时甚至 1 至 2 天的时间。

(4)局灶性症状主要表现为失语、偏瘫和共济失调等。

(5)部分患者可能伴随头痛、意识受损、呕吐等其他严重症状。

(二)临床类型

根据发病方式和病程进展,临床可分为以下几种类型。完全型:此类病例在发病 6 小时内即达到症状高峰,病情极为严重,患者可能呈现一侧肢体完全瘫痪,甚至陷入昏迷状态。进行型:此类病例在发病后 48 小时内,症状呈现逐渐加剧或逐级恶化的特点。缓慢进展型:该类型病例在发病后的 2 周内,症状持续稳步加重。此类情况多见于颈内动脉颅外段血栓形成,与全身或局部因素导致的脑灌注减少密切相关。可逆性缺血性神经功能丧失：此类型病例的症状和体征持续时间超过24小时,但在一周内可完全恢复,且不留任何后遗症。

三、辅助检查

（一）血液与心电图检查

血液学及心电图检查在揭示脑梗死风险因素、探明病因以及鉴别诊断中发挥着重要作用,涵盖了血红蛋白、红细胞计数、血液生化及凝血功能等多项指标。

（二）神经影像学评估

神经影像学检查能够生动展现脑梗死的病灶范围、血管分布、具体位置,以及是否存在出血及新旧病灶等情况。

（1）CT检查应在发病后尽早进行,从而排除脑出血的可能。多数病例在发病24小时后呈现出脑梗死区域的低密度病灶。

（2）MRI技术则能够精确勾勒出早期缺血性脑梗死灶,尤其对脑干、小脑梗死以及静脉窦血栓形成等复杂病变具有极高敏感性。

（3）通过血管造影,如DSA、CTA、MRA等手段,能够精准发现血管狭窄、闭塞等病变,以及其他血管系统疾病,如动脉瘤、动脉炎、异常血管网病变等。

（三）腰椎穿刺细胞学检验

腰椎穿刺细胞学检查在无CT条件下显得尤为重要,有助于临床鉴别脑梗死与脑出血。

（四）经颅多普勒检验

TCD检查则侧重于评估颅内及颅外血管的狭窄、闭塞、痉挛状况,以及侧支循环的建立情况。

四、治疗的要点

超早期、个体化和整体化治疗是该病的治疗核心。

（一）急性期的治疗

早期的溶栓治疗至关重要,发病至静脉溶栓治疗开始时间应控制在4.5小时以内,常用溶栓药物包括尿激酶和重组组织型纤溶酶原激活物。

调整血压需遵循个体化原则,谨慎适度进行。在发病24小时内,保持高血压以改善缺血脑组织的灌注至关重要。通常只有当收缩压大于200毫米汞柱或舒张压大于110毫米汞柱时才需要降压。

防治脑水肿是重要一环。脑水肿在大面积脑梗死患者中更为常见,通常在发病后3至5天达到高峰。治疗的目的是降低颅内压、维持足够的脑灌注和预防脑疝。可使用20%的呋塞米、甘露醇和甘油果糖等药物。

控制血糖也是关键,急性期高血糖较为常见,可能是先前存在的糖尿病或应激反应的表现。常规检查血糖,一般为7.8~10毫摩尔/升。

抗血小板治疗同样重要,常用的抗血小板药物包括阿司匹林和氯吡格雷。未进行溶栓治疗的急性脑梗死患者应在48小时内尽快服用阿司匹林,溶栓后24小时内一般不使用抗血小板或抗凝治疗,以防增加脑出血的风险。

抗凝治疗在特定情况下有效,抗凝药物主要包括肝素、低分子肝素和华法林。一般不建议在急性期使用抗凝剂来预防卒中复发、阻止病情恶化或改善预后。然而,对于深静脉血栓和肺栓塞合并高凝状态的高危患者,可以使用预防剂量的抗凝治疗。

脑保护治疗也是重要一环,脑保护剂包括自由基清除剂、阿片阻滞剂、钙通道阻滞剂、兴奋性氨基酸受体阻滞剂和镁离子。它可以通过降低脑代谢和干预缺血诱导的细胞毒性机制来减轻缺血性脑损伤。

外科治疗或介入的治疗在特定情况下是必要的。对于大面积脑梗死伴严重脑水肿、占位效应及有脑疝征象者,行减压手术并清创是可行的;当小脑梗死因脑干压迫导致病情恶化时,为挽救患者的生命,可以对梗死后的小脑组织进行抽吸和后颅窝减压手术,70%以上患者的颈动脉狭窄可考虑颈动脉内膜切除术、血管成形术和血管内支架植入术。

康复治疗更是不可或缺,应及早进行,遵循个体化原则,制订早期和长期计划,分阶段、因地制宜地选择治疗方法,对患者进行有针对性的体能训练和技能训练,降低致残率,促进神经功能恢复,提高生活质量。

(二)恢复期的治疗

恢复通常发生在中风发作后两周。对于稳定型急性脑卒中患者,应尽早并尽可能安全地开始二级脑卒中预防,包括控制脑卒中的危险因素、抗血小板的治疗、抗凝的治疗、康复治疗。

五、护理措施

(一)病情的观察

1.观察患者病情

密切观察病情变化,如患者再次出现偏瘫或原症状加重等,考虑是不是原有梗死灶扩大及合并颅内出血,并立即报告主治医师。

2.症状、体征的观察

定期监测生命体征以及意识和瞳孔的变化,尤其要保持血压略高于发病前的水平;如果发现颅内压升高的症状,应根据医师的建议迅速静脉注射脱水剂。

(二)安全的护理

防止患者坠床摔伤。病床高度适中,要有防护床栏;对躁动患者进行适当约束;建立无障碍通道;在走廊、卫生间安装扶手;保持地面干燥,防潮、防滑,拆除门槛。

(三)用药的护理

1.溶栓和抗凝的药物

严格掌握药物剂量,监测凝血时间和凝血酶原时间,观察有没有黑便、牙龈出血、皮肤瘀点、皮肤瘀斑等症状。密切观察症状和体征的变化,观察有没有并发颅内出血。观察有没有其他部位因脑栓塞引起的栓塞。

2.甘露醇

监测尿量和尿色,记录24小时尿量;观察有没有药物结晶体阻塞肾小管引起的少尿、血尿等急性肾功能不全征象;观察是不是有低颅压综合征的症状,如呕吐、头痛、意识受损。

（四）吞咽障碍的护理

1.评估吞咽功能

观察患者能否经口饮食及饮食类型,如固体饮食、流质饮食、半流质饮食,饮食量和饮食速度,饮水时有没有呛咳;评估患者的吞咽功能。

2.饮食的护理

(1)体位的选择:能坐的患者取坐位饮食,头略前屈,不能坐起来的患者将床头摇到30°,头下垫枕,头部前屈,防止误吸的发生。

(2)食物的选择:应该选择营养丰富、易于消化的清淡食物,食物松软,密度和特性均匀,不易松散,有一定黏性,不易黏附口腔黏膜,以利于吞咽。

(3)对不能吞咽的患者给予鼻饲饮食,注意留置胃管的护理。

3.窒息的防治

饭前注意休息,保持就餐环境安静舒适,减少就餐时环境中的干扰因素,防止患者分心。床边准备吸痰器,及时清理口腔、鼻腔分泌物、呕吐物,保持气道畅通,防止窒息、吸入性肺炎。

（五）康复护理

早期的康复干预应该注意患侧刺激、保持良好的肢体姿势、体位变换、床上运动训练等。这有助于抑制和减少肢体痉挛姿势的出现和发展,预防并发症,促进康复,减轻残疾的程度,提高生活的质量。

（六）健康宣教

1.危险因素的积极防治

控制患者的血压、血脂、血糖、冠状动脉粥样硬化性心脏病等,并遵医嘱服药。定期检查,及早发现和治疗。

2.指导生活饮食

指导患者应生活规律,克服不良的生活习惯,禁止吸烟、喝酒,保证合理饮食,低盐、低脂、低热量、高维生素清淡饮食,多吃新鲜蔬菜、水果、谷物和鱼类,保证能量供需的平衡。

3.直立性低血压的预防

老年人从日常睡眠中醒来时不要急于起床,最好静躺五至十分钟,慢慢起床,防止直立性低血压。适当参加体育活动有利于血液循环。

4.康复训练

向患者及其家属传授康复治疗的知识和功能锻炼的方法,鼓励患者做力所能及的事,不要过分依赖家人,增强自理的能力。

第二节　脑出血的护理

脑出血是指脑实质内发生的原发性、非外伤性出血状况,多发于55岁以上的中老年群体。其中,大部分出血病例发生在大脑半球,仅少数发生于脑干与小脑部位。此病是死亡率和致残率居高不下的常见病患。

一、病因与发病机制

（一）病因

高血压和脑动脉粥样硬化这两大元凶,常常如影随形,共同编织着脑出血的隐患。而在某些特殊情况下,颅内动脉瘤、脑动脉炎、脑动静脉畸形、血液疾病以及抗凝和溶栓治疗等因素也会乘虚而入,使脑出血的局势变得更加复杂。

（二）发病机制

脑出血的发病,往往是在原有高血压和脑血管病的基础上,突然间患者血压升高、情绪激动,如同引爆器一般,引发了脑出血的危机。高血压这个隐形杀手,悄悄地侵蚀着患者的血管,让脑小动脉微动脉瘤得以形成。这些微动脉瘤如同定时炸弹,随时可能破裂,引发致命的出血。

高血压还会引起脑动脉痉挛,导致远端脑组织缺氧、坏死、出血和脑水肿。脑动脉的外层和中层薄弱,缺乏外弹力层,这使得它们易受损伤,易破裂出血。其中,大脑中动脉与其深穿支——贲门动脉的关系尤为特殊,它们呈直角相交,而贲门动脉又直接从主动脉发出小分支,这使得它成为微动脉瘤的多发部位。当血压突然升高时,贲门动脉受到的压力也随之增大,因此这里常常成为出血的首选之地。当贲门动脉破裂时,血液往往涌向内囊附近的区域,导致内囊附近出血。

二、护理评估

（一）健康史

在询问患者的健康史时,应关注高血压史、颅内动脉瘤史、动脉粥样硬化史、脑动脉炎史、脑动静脉畸形史、血液病史、抗凝溶栓治疗史、中风家族史等,以深入了解患者的高血压控制情况、血管健康状况及家族遗传史。此外,还需关注患者的人格特征、生活习惯和饮食结构,以便全面评估其健康状况。

（二）身体状况

1.症状

中老年高血压患者在活动中或情绪激动时,若突然出现偏瘫、意识障碍、失语等局灶性神经损伤症状,应高度怀疑脑出血的可能。发病前,部分患者可能出现头晕、肢体麻木、头痛、言语不清等前兆症状。多数患者在兴奋、紧张或被迫排便时发病,少数在静止时发病,且多发生在气候变化剧烈的时期。发病突然,数分钟至数小时内达到高峰。

急性期,患者可能表现出突发头痛、呕吐、失语、偏瘫、大小便失禁和意识障碍等症状。呼吸可能呈潮式或不规则,脉搏缓慢而有力。若患者处于深度昏迷状态,其肢体通常呈松弛状态,病灶神经损伤体征难以确定。若昏迷不深,体格检查可能发现轻度脑膜刺激症状和局灶性神经损伤体征。

2.局灶性神经损伤体征

脑出血的临床症状和体征因出血部位和量的不同而有所差异。常见的临床类型包括:①内囊出血:当病变累及内囊时,典型病例可能出现对侧偏瘫、偏身感觉障碍和偏盲等"三偏"症状。患者常将头部和眼睛转向出血病灶一侧,若出血发生在优势半球,可能导致失语。若出血发生在主半球,也可能出现失语。在大量出血的情况下,患者可能出现意识障碍,甚至导致脑疝形成,危及生命。急性期时,肌腱反射可能消失,但数日后,瘫痪肢体的肌张力可能升高,肌腱反射过度活跃,并出现病理性的反射。②脑出血:常见呕吐、头痛、失语、视野异常和腹膜刺激征等症状,部分患者可能出现癫痫发作,但昏迷症状较少见。顶叶出血时,常见半身感觉障碍和空间构象障碍。③脑桥出血:通常从一侧脑桥开始,表现为交叉性瘫痪,患者头眼转向非出血侧,呈"凝视性瘫痪"。若出血迅速向两侧扩散,可能导致两侧及四肢麻痹,瞳孔呈"针尖样",这是脑桥出血的特征性症状。此外,患者可能呕吐咖啡样胃内容物,出现中枢性高热和呼吸障碍。由于病情迅速恶化,多数患者在48小时内死亡。④小脑出血:通常发生在一侧小脑半球,患者可能表现出一侧后枕部眩晕、剧烈头痛、频繁呕吐、患侧肢体共济失调、眼球震颤和脑神经麻痹等症状。⑤脑室出血:多为继发性,由丘脑出血进入侧脑室、小脑出血及脑桥出血进入第四脑室引起。患者早期可能出现偏瘫,随后出现高热、昏迷等症状,预后不良。

(三)辅助检查

1.实验室检查

在急性期或并发感染时,外周血白细胞计数常呈上升趋势;血糖和血尿素氮水平也可能升高;部分患者可能出现轻度蛋白尿和尿糖阳性。脑脊液检查显示压力增高,性质多为血性。

2.其他检查

颅脑CT检查可揭示脑内高密度病灶,有助于诊断;MRI检查则能精准定位早期出血的部位、范围、出血量,并判断是否合并脑室出血;发病后24小时内进行脑超声检查,能够观察脑中线波的移位情况,为脑出血的诊断提供重要依据。

(四)心理-社会状况

突发性肢体残疾或瘫痪的患者,长期卧床、生活无法自理,往往会产生焦虑、恐惧、绝望等负面情绪。此时,应深入了解患者及其家属对疾病病因、病程、防治知识及预后认知程度,以便更好地帮助他们接受偏瘫失语等需要护理的状态。同时,还需关注家庭成员构成、家庭环境及经济状况,以及家庭成员对患者的照顾和支持程度等因素,为患者提供全方位的身心护理。

三、护理诊断与合作性的问题

(一)意识障碍

意识障碍与脑出血之间存在着紧密的关联。

(二)潜在并发症

潜在的并发症包括脑疝、消化道出血、坠积性肺炎以及泌尿系统感染。

(三)生活自理缺陷

生活自理缺陷与偏瘫和意识障碍密切相关。

(四)有皮肤完整性受损的危险

长期卧床、意识障碍及运动障碍可能导致皮肤完整性受损的风险增加。

(五)语言沟通的障碍

语言沟通障碍通常与语言中枢功能的受损有关。

(六)有失用综合征的危险

失用综合征与意识障碍、运动障碍以及长期卧床密切相关。

四、治疗的原则

急性期的治疗旨在防范再出血风险,降低颅内压,有效控制脑水肿,确保生命功能维持,并积极预防并发症,以降低死亡率和致残率。

(一)血压调控

在急性期,血压调控尤为关键,需确保脑组织在颅内压升高时仍能保持正常的代偿机能。脑出血患者的血压通常较高,而当颅内压下降时,血压也会相应降低。因此,在急性期一般避免使用降压药物。然而,若收缩压持续高于 200 毫米汞柱或舒张压高于 120 毫米汞柱,可适度应用轻度降压药,但需注意血压下降的速度和程度,不宜过快或过低。

(二)脑水肿控制

脑出血发生后,血肿对脑实质的占位作用突显,导致脑室受压、中线结构移位,颅内压急剧上升,可能引发脑疝而危及生命。因此,控制脑水肿、降低颅内压是脑出血急性期治疗的重中之重。应尽早使用脱水剂,如快速静脉注射 20% 的甘露醇 125～250 毫升,注射时间控制在 30 分钟内,每6 小时一次;亦可选择 10% 的复方甘油、呋塞米等药物进行脱水治疗。

(三)止血与凝血管理

在合并消化道出血时,可选用 6-氨基己酸(EACA)、氨甲环酸等药物进行止血治疗。同时,亦可经鼻饲或口服云南白药、三七粉等中药制剂。现代医学中,奥美拉唑、巴曲酶等药物在消化道出血治疗中已取得显著成效。

(四)并发症预防与控制

及早足量使用抗生素,有效预防肺炎的发生。

(五)手术治疗

对于脑半球出血量超过 30 毫升、小脑出血超过 10 毫升的患者,可考虑开颅手术,清除颅内血肿,以缓解病情。对于侵入脑室的患者,脑室穿刺引流术是一种可行的治疗方法。

五、护理目标

(1)意识障碍逐渐消退,清醒度不断提升。

(2)确保不发生脑疝、后天性肺炎、消化道出血及泌尿系统感染等严重并发症,同时能及时发现并识别这些病症的前兆表现及症状体征,并采取积极有效的措施进行急救与治疗。

(3)生活自理能力显著增强,能够独立完成穿衣、进食、洗澡、如厕以及使用餐具等日常活动。

(4)能够明确认识到皮肤完整性受损的原因,并积极采取相应的预防措施,确保无皮肤损伤及压疮发生。

(5)运用非语言沟通方式来表达自身需求,并与医护人员和家属建立有效的沟通桥梁。掌握语言功能康复训练方法,以改善或恢复语言功能。

(6)熟练掌握肢体康复功能训练技巧,并积极参与其中,有效预防足下垂、肌肉萎缩及关节僵硬等可能出现的后遗症。

六、护理措施

（一）全面护理策略

1.休息与安全的护理

在急性期，患者需卧床休息，床头抬高 15°～30°，以减轻脑水肿。建议侧卧位，以防止呕吐物反流。发病后的 48 小时内，严禁搬动患者，并确保其处于安静环境中，严格限制探视，避免刺激。各项治疗和护理操作应尽可能集中进行，以减少对患者的影响。同时，需保持床单干燥、整洁，以预防压疮的发生。患者口腔、皮肤和大小便的护理也需特别注意，保持肢体功能位置，以确保患者的舒适度。

2.饮食的护理

在 48 小时内，患者应禁食，随后可逐渐过渡到高蛋白、高维生素的清淡饮食。对于发病 3 天后仍神志不清、无法进食的患者，应给予鼻饲流质饮食。在恢复期，患者应避免食用可能诱发消化道出血的刺激性食物。

（二）病情密切观察

1.脑疝的观察

需密切观察患者的生命体征、神志和瞳孔变化。一旦出现躁动不安、剧烈头痛、血压升高、喷射性呕吐、呼吸不规则、脉搏变慢、一侧瞳孔扩大和意识障碍加重等脑疝先兆症状，应立即通知医师进行抢救。

2.上消化道出血的观察

需密切关注患者是否出现呕血、便血等消化道出血症状。在进行鼻饲前，应抽吸胃液以检查是否存在咖啡色胃液或黑色大便。一旦发现异常，应立即通知医师进行处理。

（三）用药护理

需特别注意止血药和降颅压药物的疗效和不良反应。为防止脑疝的发生，应控制液体摄入量，并密切关注尿量与电解质变化，尤其是低血钾的发生。

（四）对症护理

需保持气道畅通，防止呕吐物导致窒息，患者头部应向一侧倾斜。若患者无法自行有效咳痰，必要时应使用吸痰管进行吸痰，甚至配合医师进行气管切开术。对于出现高热的患者，应给予物理降温或人工冬眠治疗，对于有惊厥症状的患者，应根据医嘱给予抗惊厥药物。同时，需及时进行排便护理，确保排便通畅。

（五）心理护理

在急性期，必须确保患者免受精神干扰，保持病房环境的宁静与舒适。在急性期过后，患者可能会因后遗症如肢体功能、语言功能恢复较慢而陷入烦躁、抑郁的情绪中，这些情绪问题不仅影响治疗和护理的顺利进行，更降低了患者的生活质量。因此，要鼓励患者积极面对现实，消除不良的心理反应，增强战胜疾病的信心。

在康复护理中，心理康复与生理康复同样重要。要向患者及其家属详细讲解运动对于病情稳定及康复的重要性，并告知他们尽早开始运动训练的关键性，通常来说，越早开始治疗，疗效往往越好。同时，要告知患者只要坚持功能锻炼，许多症状和体征都可在 1 至 3 年内逐渐改善，从而减轻心理压力对脑功能恢复的影响。

七、健康宣教

(一)避免诱发因素

提醒患者要远离情绪波动和不良刺激,并严格避免硬便。同时,建议他们建立规律的生活习惯,确保充足的睡眠,实现劳逸结合,并适当进行运动。

(二)饮食指导

建议患者饮食应清淡,多摄入蔬菜和水果,并戒烟、戒酒。

(三)积极治疗原发疾病

积极控制糖尿病、高血压、心脏病等原发疾病;遵医嘱服药,将血压控制在适当水平,以防止脑出血等并发症的发生。

(四)康复训练与家属教育

向家属传授护理知识和改善后遗症的方法,以尽量使患者在日常生活中能够自理。在康复训练过程中,注意克服急功近利的不良心理,指导患者循序渐进、坚持不懈地进行训练。

第三节 短暂性脑缺血发作的护理

短暂性脑缺血发作,是由于颈动脉或椎基底动脉系统血流动力学不稳定,导致供应脑部相应区域的血流急剧减少,从而引发短暂而可逆的脑缺血及神经功能障碍。其发作历时短暂,从数分钟至一小时左右不等,往往在 24 小时内即可完全恢复,并且具有较高的复发频率。近年来,短暂性脑缺血发作的频繁发生,已然成为引发脑梗死的重要预警信号,对此应给予极其高度的关注与警惕。

一、病因与发病机制

该病的病因与发病机制仍存在争议,但主要根源在于动脉粥样硬化所导致的动脉狭窄。此外,也可能由一系列其他因素引发,包括但不限于心脏病、血液成分的改变、血流动力学的调整、心功能障碍、高凝状态等。其发病机制主要涉及小动脉内的微栓塞现象,同时,脑内血管痉挛也在其中发挥了重要作用。

二、护理评估

(一)健康史

询问是不是有动脉粥样硬化、动脉狭窄、高血压、风湿性瓣膜性心脏病、冠状动脉粥样硬化性心脏病、糖尿病等病史,发病前是不是有血压明显升高、急性低血压、头部的快速旋转和颈部的过度伸展、严重的失水等血流动力学改变。询问患者是不是有烟酒嗜好和不良饮食习惯,是不是有家族病史。

（二）身体的状况

短暂性脑缺血发作,常见于中老年人群,男性发病率高于女性。其发作突然,表现为脑组织某一部分的神经功能缺陷,持续时间短暂,一般在几分钟至十几分钟内即可缓解,且无后遗症,但易反复发作。每个患者的局灶性神经缺损症状,往往局限于某一血管神经支配区域。临床上,短暂性脑缺血发作通常分为两类:颈动脉系统的发作与椎基底动脉系统的发作。

1.颈动脉系统的短暂性脑缺血发作

常见症状包括单侧肢体无力或不完全偏瘫、麻痹以及感觉减退。而一过性单眼失明,则是颈内动脉分支眼部缺血的特征性表现。当优势半球位于左侧时,缺血可能引发失语,但对侧偏盲的情况则较为罕见。

2.椎基底动脉系统的短暂性脑缺血发作

常见症状包括阵发性眩晕和平衡障碍,通常不伴有耳鸣。此外,患者可能出现复视、眼球震颤、吞咽困难、构音障碍和共济失调等症状。特征性表现有跌倒发作,如患者在扭头时突然摔倒,下肢张力丧失,但意识清晰,以及一过性全身性健忘症,如持续数十分钟的短期记忆丧失。

（三）辅助检查

1.CT 和 MRI 的检查

多数患者在此类影像学检查下呈现阴性结果,在康复数日后,磁共振成像可能揭示缺血性病变。

2.TCD 的检查

通过此项检查,可以准确评估血管是否狭窄及动脉硬化的程度。在 VBI 患者中,早期便可发现脑血流动力学异常。

3.单光子发射计算机断层扫描的检查

该检查技术可精准呈现脑灌注成像,揭示灌注减低的区域,无论在发作期还是缓解期,都能发现病理变化。

4.其他的检查

血液生化检查、血液成分分析、血液流变学检查等多项检查。

（四）心理-社会状况

由于一过性神经功能缺损和一过性缺血性发作的反复出现,患者难免对疾病的预后感到忧虑,长期精神紧张、焦虑和抑郁。

三、护理诊断及合作性问题

（一）知识的缺乏

患者普遍缺乏对此类疾病的防治知识。

（二）潜在的并发症

潜在的并发症主要为脑卒中。

（三）有受伤的危险

有受伤的危险与突发眩晕、复视、平衡失调等病症密切相关。

四、治疗的原则

消除疾病根源,减少复发风险,守护脑功能,预防脑梗死至关重要。对于偶尔出现一次短暂发作的人而言,无论具体病因如何,都应将其视为永久性中风的主要风险因素,并将其视为中风的前兆和警报,务必及时给予适当的药物治疗。而对于频繁发作的患者,则应将其视为神经急症进行处理,治疗原则为尽早、尽快控制其发作和进展。

(一)病因的治疗

针对明确的病因,应积极采取相应措施进行治疗。例如,对于动脉粥样硬化、高脂血症、高血压、糖尿病、心脏病等患者,需特别关注微栓子来源的消除以及血流动力学障碍的纠正,同时要避免颈部过度活动,以降低中风的风险。

(二)药物的治疗

1.抗血小板凝集药

此类药物可有效减少微栓子的形成,目前已被证实具有确切的预防效果。例如,阿司匹林,剂量为50～100毫克/日,晚餐后服用;氯吡格雷可单独或与阿司匹林联合使用,以增强预防效果。

2.抗凝的疗法

对于那些短暂性脑缺血发作频繁或持续时间较长,且每次发作症状逐渐加重,无明显抗凝治疗禁忌证的患者,应尽早进行抗凝治疗,如应用肝素、华法林等药物。如今,肝素因其不良反应较小而在临床上得到广泛应用。

3.钙通道阻滞剂

此类药物具有扩张血管、防止脑血管痉挛、抑制血小板聚集等作用。常用药物如氟桂利嗪、尼莫地平等,但需注意不宜长期使用。

4.其他的药物

低分子右旋糖酐静脉滴注可扩充血容量,改善微循环,有助于缓解缺血症状。

五、护理的目标

(1)能说出该病的防治知识。

(2)不发生脑卒中。

(3)知道引起受伤的危险因素,未发生外伤。

六、护理的措施

(一)一般的护理

让患者了解肥胖、吸烟、酗酒和饮食因素与脑血管病的关系,指导其饮食要低脂、低盐、低胆固醇、高蛋白、富含维生素,多吃蔬菜水果,戒烟戒酒,忌辛辣、油炸食品,防止过度饥饿和暴饮暴食。

(二)状态的观察

密切观察患者生命体征的变化。观察短暂性脑缺血发作是不是有发作、发作次数、每次发作持续时间。帮助患者发现并消除自身的危险因素。

（三）药物的护理

指导患者根据医嘱正确用药,不得随意停药或换药。告知患者每种药物的作用、不良反应和注意事项。在使用抗凝治疗时,应密切观察是不是有出血倾向,少数患者可能出现全身出血和紫癜,个别患者出现胃肠道出血,应及时向医生报告并给予积极治疗。

（四）心理的护理

评估患者的心理状态,了解患者及其家属的焦虑情绪,告知病因、常见症状、预防和自我护理方法。帮助他们消除恐惧心理,树立战胜疾病的信心。积极治疗相关疾病,改变不良生活方式,建立良好的生活习惯。

七、健康教育

（1）遵医嘱正确服药,积极治疗现有的高血压、动脉硬化、糖尿病、心脏病、高脂血症、肥胖症等疾病,经常保持心情愉快,情绪稳定。

（2）合理膳食,宜进低盐低脂、蛋白质和维生素充足的食物,限制动物脂肪的摄入,戒烟酒,荤素搭配。

（3）生活要规律,坚持适当的体育锻炼和体育运动。防止精神紧张和过度劳累,特别是经常发作的患者,应防止重体力劳动和单独外出。转身或抬头动作不宜过急,幅度不宜过大,防止发病时跌倒。

（4）防止各种引起循环血量减少、血压降低的因素,如大量呕吐、高热、腹泻、出汗等,防止血液浓缩,诱发脑血栓形成。

（5）使患者认识到该病的危害性,若发现肢体麻木、头痛、头晕、无力、复视、突然跌倒,应引起重视,要及时去医院就诊。

第四节　重症肌无力的护理

重症肌无力,一种自身免疫性的慢性疾病,源于乙酰胆碱受体介导、细胞免疫依赖以及补体参与的神经肌肉连接处传递障碍。在中国南方,其发病率尤为高,女性的发病率高于男性,比例为1.5∶1。此病可发生于任何年龄,有两个明显的发病高峰,一是20～40岁,多见于女性;二是40～60岁,多见于男性,且常伴有胸腺肿瘤。

此病与自身免疫异常密切相关,少数病例可自然缓解,通常发生在发病后的2至3年,大多数病例则需数年至数十年的药物维持,且病情常波动不定。

临床表现多样,可为部分或全身性骨骼肌疲劳,活动时加重,休息时缓解。若呼吸肌受累,则可能出现呼吸困难,称为 MG 危象,这是本病致死的主要原因。

一、护理评估

（一）详细询问病人病情

（1）询问发病年龄,了解疾病的发病形式。大多数疾病起病隐匿,首发症状多为一侧眼外肌麻痹,如眼睑下垂、斜视、复视等。严重病例的眼球运动明显受限,甚至固定不动,但瞳孔括约肌一般不受累,双侧眼部症状大多不对称。眼肌损伤多见于十岁以下的儿童。患者常主诉疲劳,活动后加重,休息和服用抗胆碱酯酶药物后可恢复。

(2)询问患者进食情况和肢体活动情况,了解患者是不是有吞咽困难、肢体无力等症状。受累肌肉一般明显局限于某一组,如眼肌、颈肌等。常因面部肌肉和咽部肌肉受累,导致面部肌肉皱纹减少,面部表情和动作困难,双眼紧闭,牙齿无力。因持续咀嚼困难、构音障碍、吞咽困难、声音嘶哑或鼻音而经常中断进食。颈部肌肉受损时抬头困难。肢体无力很少单独发生,一般上肢重于下肢,近端重于远端。

(二)密切观察病人神志、瞳孔及生命体征

(1)询问患者是不是有"早轻晚重"、疲劳后加重、休息后缓解的现象。下午或晚上用力后症状加重,早晨或休息后症状减轻,呈现"早轻晚重"的有规律的波动变化。

(2)观察患者呼吸情况,了解是不是有呼吸改变。当病变累及呼吸肌时发生呼吸困难,如急性发作时,延髓神经支配肌和呼吸肌均严重衰弱,使其不能维持气体交换功能,即呼吸危象。呼吸危象是 MG 患者死亡的原因。治疗的原则是根据疾病的原因和情况,及时处理和抢救;合理选择抗胆碱酯酶药物、肾上腺糖皮质激素、免疫抑制剂、血浆置换、免疫球蛋白、胸腺切除术和放疗,以减少和消除自身抗体,消除病因,改善症状。

二、护理措施

(一)舒适的护理

在疾病的早期及缓解阶段,鼓励患者采取主动舒适的体位,并进行适宜的运动,以促进病情的恢复。然而,当病情出现进展性加重或伴随呼吸困难时,应指导患者卧床休息,并适当抬高床头,以确保呼吸道的畅通。

(二)饮食的护理

患者的饮食应以高维生素、高热量、高蛋白、低盐为主,避免食用干硬、粗糙的食物。必要时,应遵医嘱进行静脉营养补充。同时,要定期评估患者的饮食和营养状况,确保其正氮平衡。进餐前,患者应充分休息,或在服药后 15 分钟药效产生时进食,以利于药物的吸收。对于出现呛咳、饮食从鼻孔流出、吞咽动作消失的患者,应给予鼻饲流质饮食,并加强口腔护理,防止口腔感染的发生。

(三)症状的护理

(1)呼吸困难的护理:对于呼吸肌无力、呼吸频率和节律改变的患者,其肺通气量明显减少,咽喉分泌物增多,咳嗽、咳痰无力,容易出现发绀、缺氧、窒息等危险情况。一旦出现这些症状,应立即通知医生,并及时进行人工呼吸、吸痰和氧气吸入,以保持呼吸道的通畅。同时,要辅助气管切开,并准备呼吸机。

(2)吞咽困难的护理:在用药后 15 分钟药效较强时,应安排患者进食。药物和食物应碾碎,以便于吞咽。如吞咽动作消失,或患者出现进食咳嗽、气管插管、气管切开等情况,应给予胃管喂养及相应的护理措施。

(四)防止并发症的护理

1.防止患者误吸和窒息的护理

为防止患者发生误吸和窒息,护理指导至关重要。患者需学会正确的进食方式,当咽部、软腭或舌部肌肉受累导致吞咽困难时,切勿强行进食,以免引发窒息或吸入性肺炎。加强呼吸管理,鼓励患者频繁咳嗽和深呼吸,以助于分泌物排出。适当抬高床头,及时吸痰,清理口腔和鼻腔分泌物,以预防肺部并发症的发生。对于重症患者,可考虑在床边配合负压吸引、气管切开袋、气管插管、呼吸机等辅助设备,必要时进行气管切开或人工辅助呼吸,以确保患者呼吸道通畅,避免窒息风险。

2.预防营养失调的护理

需要密切关注患者的吞咽功能和进食能力,并详细记录每日的食物摄入量,旨在及时识别并解决患者可能出现的摄食减少、体重下降、消瘦、精神不振以及皮肤弹性减退等营养不良迹象。针对此类情况,应提供富含高蛋白、高热量、高维生素以及充足钾、钙等的高质量软质或半流质食物,并鼓励患者少量多餐,细嚼慢咽,就餐环境应保持安静,提供充足的进食时间,同时,指导患者在进食前进行适当的休息,以利于消化吸收。

对于咀嚼无力、吞咽困难的患者,为改善其营养状况和提升机体抵抗力,必要时可采取静脉营养与鼻腔喂养营养相结合的综合性营养支持手段,以确保患者能够获得充足的营养物质,维持良好的身体状态。

3.防止重症肌无力危象的护理

密切监测病情,特别注意呼吸频率与节律的改变,观察是否存在呼吸困难加剧、发绀、腹痛、咳嗽无力、瞳孔变化、出汗、唾液及咽喉分泌物增多等状况。同时,警惕感染、外伤、劳累、过度紧张等因素诱发肌无力危象。确保呼吸道畅通,遵医嘱吸氧,并正确服药。一旦发现病情变化,应立即报告医师,并积极配合抢救。

(五)药物的护理

详细告知患者药物的功效、使用方法及注意事项,确保其遵循医嘱,避免漏服、自行停药或随意调整药量。密切观察药物疗效,防止因不当用药导致的肌无力危象和胆碱能危象等不良后果。一旦发现任何异常情况,务必立即报告给医师,以便及时处理。

1.抗胆碱酯酶药物与阿托品的护理

务必严格遵循医嘱,从小剂量开始给予抗胆碱酯酶药物,并逐步增加用量,以预防胆碱能危象的发生。若患者出现呕吐、腹痛、腹泻、出汗等不良反应,应及时使用阿托品进行拮抗,并按照医嘱进行对症治疗。抗胆碱酯酶药物必须按时服用,对于没有咀嚼和吞咽能力者,应在餐前30分钟给药,并认真做好用药记录。

2.糖皮质激素的护理

此药通过抑制免疫系统来发挥疗效。在接受大剂量激素治疗的过程中,多数患者在初始阶段病情可能短暂加重,此时需密切监测病情进展,尤其关注呼吸功能变化,提高对呼吸肌麻痹等潜在风险的警觉。一旦出现危象,应立即准备实施切开术,并上呼吸机辅助通气。同时,务必遵循医嘱补充钾、钙等电解质。对于长期用药的患者,需特别注意观察是否出现胃肠道出血、骨质疏松、股骨头坏死等不良反应,一旦发现类似情况,应及时按医嘱服用抑酸剂,以保护胃黏膜免受进一步损害。

3.免疫抑制剂的护理

在使用硫唑嘌呤或环孢素期间,务必遵循医嘱,定期监测血常规,并留意肝肾功能的变化。一旦发现外周血白细胞计数降至 4×10^9/L 以下,应立即暂停上述药物的治疗。

4.药物的禁忌证

神经肌肉传导抑制剂,包括氨基糖苷类抗生素,如庆大霉素、卡那霉素、链霉素,以及各类肌松剂与镇静剂等,均存在加剧肌无力症状的风险,并有可能诱发肌无力危象。因此,在使用这些药物时务必格外谨慎,避免不必要的使用,以免诱发肌无力危象。

(六)心理的护理

在治疗过程中,对患者进行全面的心理护理是至关重要的。对于重症肌无力患者而言,他们的病程通常较长,病情严重,且容易出现反复发作的情况,这往往影响他们的面部表情和吞咽功能。因此,患者常常感到缺乏自尊,并对自身状况的改变感到担忧和焦虑。

作为护士,在护理工作中,应当勤于查房,以便准确掌握患者的病情。同时,要耐心细致地向患者解释疾病的相关知识以及病情加重的诱因,并告知患者过度的抑郁和情绪波动可能会引发中枢神经系统功能紊乱,降低免疫功能,从而不利于重症肌无力的康复。

此外,还需要关注患者的精神状态,帮助他们保持情绪稳定和最佳心理状态,使患者能够积极配合医护人员的治疗,从而达到最佳的治疗效果。同时,还要帮助患者保持最佳的精神状态,以促进病情的好转。

三、健康教育

(1)休息与保暖:建立健康的生活模式,确保规律作息,充足休息与睡眠至关重要。随季节气候变化,适时增减衣物,预防感冒,保持身体温暖。

(2)避免过度劳累与精神创伤,维持情绪稳定,以利于身体康复。

(3)药物使用:在医师指导下合理应用抗胆碱酯酶类药物,并遵循注射后 15 分钟或 30 分钟口服的原则。避免使用可能影响神经肌肉接头的药物,如氨基糖苷类抗生素(卡那霉素、庆大霉素、链霉素等)及肌松剂(氯丙嗪等)。

(4)育龄女性应做好避孕措施,避免怀孕和人工流产等可能诱发危象的情况。

(5)护理人员指导:家属应充分理解并关心患者,提供精神支持与日常生活护理;密切观察病情变化,一旦患者出现肌无力症状加重、恶心、呕吐、呼吸困难、出汗、腹痛、瞳孔缩小等症状,可能是肌无力危象或胆碱能危象,应立即就医。

(6)就医时,随身携带病历与出院小结,了解当前用药情况及剂量,以便为抢救提供参考。

第五节　三叉神经痛的护理

三叉神经痛主要分为原发性和继发性两种类型。这种疼痛呈现出周期性、一过性和剧烈的特点,严重影响着患者的生活质量。以往的研究发现,三叉神经脱髓鞘后,神经会出现异常放电或伪突触传递,而现在更倾向于与周围血管受压迫有关。

继发性三叉神经痛则往往由鼻咽癌颅底转移、颅中窝脑膜瘤、半月节瘤、脑膜炎、动脉瘤压迫、颅底蛛网膜炎及颅底骨折等疾病引发。

一、病因和发病机制

现如今,随着微血管减压技术的日益发展,我们对于三叉神经疼痛的发病原因有了更深入的认识。其中,周围血管对三叉神经根的压迫是一个重要的诱因。大多数情况下,这种压迫是小脑上动脉对三叉神经根的紧密贴合造成的;然而,也有少部分病例中,血管是从三叉神经根的下方进行向下压迫。

这种血管对神经的压迫,会导致神经纤维之间受到相互挤压,随着时间的推移,这种挤压会逐渐引发脱髓鞘变化。当脱髓鞘变化发生时,相邻的神经纤维之间会出现"短路"现象,使得微小的刺激能够引发一连串的冲动传导。这些冲动会通过"短路"迅速传入中枢神经系统,从而导致患者感受到剧烈的痛苦。

二、临床表现

该病症多发于40岁以上的女性,通常表现为单侧性特征,其疼痛感受犹如电击、针刺、刀割或灼烧般剧烈,且局限在三叉神经的感觉区域内。同时,伴随脸部抽搐现象,即俗称的痛觉抽搐。每次发作症状持续几秒至一两分钟,骤然终止,且在间歇期内无任何疼痛感。此病症常在疲劳和压力状态下诱发。

三、治疗的原则

无论是原发性的三叉神经痛还是继发性的,当其病因难以明确或难以找到时,可以通过药物或封闭治疗来缓解症状。然而,一旦确定了具体原因,首要任务就是针对该原因进行针对性治疗。除非是由于年龄过大、患有严重疾病,或者病因已经自然消除,否则都需要进行药物治疗或封闭治疗。在药物出现明显不良反应时,可以优先考虑封闭治疗作为替代方案。

四、治疗

(一)药物的治疗

在三叉神经痛的早期或病情较为轻微的情况下,药物治疗通常是首选方案。部分患者通过药物治疗后,能够实现治愈或症状显著减轻,具体表现为发作程度降低、发作次数减少。其中,抗癫痫药物在临床实践中被广泛应用,并展现出显著的治疗效果。

在用药过程中,务必结合患者的具体病情和身体状况,采取个性化的给药方式。单独用药的同时,也可以考虑多种药物组合使用,以增强疗效并降低不良反应的风险。

在药物治疗期间,需密切关注各类药物的不良反应,并对患者进行持续监测,以及时发现并处理可能出现的不良反应,确保用药安全有效。

1.痛痉宁

痛痉宁(又叫卡马西平、痛可宁)可抑制三叉神经脊束核和丘脑腹内侧核脑区的突触传递,多数患者镇痛彻底,少数缓解。药效持久,但停用后部分人疼痛复发。部分患者需增加用量。不能治愈,复发可再用。初始剂量 0.1～0.2 克/次,1～2 次/日,每日增加 0.1 克,最大剂量不超过 1.6 克/日。如无效,逐渐减至最低用量。2 周后无缓解需停药,换用其他药物。常见副反应为嗜睡、头晕、步态不稳、恶心呕吐,数日缓解。偶有白细胞下降、皮疹。

2.苯妥英钠

苯妥英钠作为临床常用的抗癫痫药物,在三叉神经痛治疗中也发挥重要作用,然而其疗效虽仅次于卡马西平,却未能达到后者那样的显著效果,且镇痛作用随着时间的推移逐渐减弱,因此在治疗顺序上通常作为次选药物。

该药物主要通过升高外周神经对电刺激的兴奋性阈值,进而抑制三叉神经脊束核的突触传递,以达到镇痛效果。尽管研究报告显示其有效率较高,但起效时间较长,且停药后易复发。

在具体用法上,成人初始剂量通常为每日三次,每次 0.1 克。若初始剂量无法取得满意疗效,可逐步增加至每日三次,每次 0.2 克,但最大日剂量不得超过 0.8 克。当症状得到有效控制后,应逐步减少药物剂量至最低有效量。

对于肌肉或静脉给药,每次剂量为 0.125～0.25 克,每日总剂量应控制在 0.5 克以内。使用时,需将药物溶于等渗液中。需要注意的是,长期使用或过量使用苯妥英钠可能出现头晕、头痛、嗜睡、共济失调及神经性颤抖等不良反应。但这些症状通常在减少或停用药物后自行消退。

3.氯硝西泮

氯硝西泮作为三叉神经痛治疗中的一把利器,其药效显著且稳定。在用药后的 4～12 天内,血药浓度维持于 30～60 微克/毫升的理想区间,确保药物发挥持续且高效的镇痛作用。仅需 30～60 分钟的等待,氯硝西泮的药效便迅速显现,持续时间长达 6～8 小时。尤其在前两周,其效果尤为显著,虽不及苯妥英钠和卡马西平,但已足以让患者感受到疼痛的明显缓解。

氯硝西泮作为一种强效药物,初始剂量为每天 1 毫克,分三次服用。随后,剂量可调整至每天 3～12 毫克,每隔三天进行一次微调,以找到最适合患者的用药剂量。最大剂量为每天 20 毫克,确保药效的同时,也保障了患者的用药安全。

然而,需要特别注意的是,对于患有严重肝病的患者,氯硝西泮应禁止使用,以避免对肝脏造成进一步的损害。

4.山莨菪碱

口服给药时,应每日分三次服用,每次剂量为 5～10 毫克,或者选择一次服用 20～30 毫克。对于肌内注射,则需每日进行 2～3 次,每次 10 毫克。根据疼痛的缓解程度或疼痛的出现,剂量可适当调整,但每日总量不可超过 30 毫克。

在使用过程中,可能出现的不良反应包括口干、面色发红、瞳孔缩小、排尿困难、心跳加快以及视近物模糊等。然而,这些不良反应通常在 1～3 小时内自行消退,不会产生长期累积毒性。需要强调的是,青光眼和心脏病患者禁止使用本品。

5.巴氯芬

该药物在缓解三叉神经疼痛方面展现出了显著的功效。具体用法如下:初始剂量为每日三次,每次 10 毫克,随后每日增加 10 毫克,直至第二周时,增加至 60～80 毫克/天。在维持治疗阶段,单独使用时,每日剂量为 50～60 毫克;当与卡马西平或苯妥英钠联合使用时,每日剂量可降至 30～40 毫克。尽管巴氯芬在短期内的效果与卡马西平相当,但在长期治疗中,其效果略逊一筹。然而,当巴氯芬与卡马西平及苯妥英钠联合使用时,其效果显著优于单一使用卡马西平。因此,巴氯芬在三叉神经痛的治疗中,尤其当与其他药物联合使用时,展现出了极大的优势。

6.麻黄碱

本品能够激活脑啡肽系统,从而发挥止痛作用。其止痛效果相较于吗啡,仅为后者的1/12至1/7。使用时,需将药物注入肌肉,每次剂量为30毫克,每日重复两次。然而,需要注意的是,高血压、动脉硬化以及甲状腺功能亢进等疾病的患者,都不应使用本品。

7.硫酸镁

该药物在眶上孔和眶下孔进行注射,能够提供针对三叉神经痛的有效治疗。

8.维生素 B_{12}

大剂量维生素 B_{12} 在缓解三叉神经痛方面展现出了显著的治疗效果。具体操作上,我们采用4 000 微克的维生素 B_{12}、200 毫克的维生素 B_1 以及 4 毫升的普鲁卡因,在触发点处进行深浅、上下、左右四点注射。同时,在射线的起点进行深部肌肉下注射,而在射线的末端则进行浅层四点进药,药物剂量可根据疼痛程度进行适量调整。需要注意的是,由于触发点在药物作用下可能出现位移,因此在治疗过程中,我们可以根据实际情况适当调整给药位置。

9.哌咪清

本品对其他药物难以奏效的难治性三叉神经痛展现出了显著的治疗优势,其疗效甚至超越了常用的卡马西平。初始剂量为每日 4 毫克,随着治疗进展,剂量逐渐增加至每日 12～14 毫克,并分为两次服用。部分患者可能出现锥体外系反应,表现为乏力、口干及失眠等症状。

10.维生素 B_1

维生素 B_1 是一种重要的抗炎活性成分,可辅助治疗三叉神经痛。三叉神经支注射:眶上神经、眶下神经、上颌神经、下颌神经等。穴位注射:常用的穴位有下关、颊车、四白、阿是穴等。

11.激素

原发性三叉神经痛及继发性三叉神经痛在光镜及电子显微镜下均可见三叉神经根的脱髓鞘。对使用卡马西平和苯妥英钠疗效不佳的患者,给予强的松和地塞米松治疗,效果良好。这类激素治疗的基本原理和脱髓性疾病一样,都是通过激素的免疫抑制来进行治疗。由于现如今国内外报道的病例不多,仅有一小部分卡马西平和苯妥英钠疗效不佳者可以使用,其远期疗效及机制还需进一步研究。口服强的松片 5 毫克/次,3 次/日。地塞米松,口服剂量为 0.75 毫克/日,1 次/日,针剂 5毫克/次,每天 1 次,肌内注射或静脉注射。

(二)神经封闭法

以三叉神经半月节及周支醇封治疗及半月节射频热凝疗法为治疗手段,其基本原理为:利用乙醇或热凝对三叉神经纤维进行物理性破坏,阻断神经传导,缓解疼痛。

1.三叉神经乙醇的封闭法

(1)眶上神经的闭合术:主要用于治疗三叉神经一支的疼痛。方法:患者取仰卧或坐位,在眶上缘中、内 1/3 交界处摸到切口,消毒、局部麻醉,用一根细短针沿切口向外穿刺,直至骨孔,然后穿刺,在患者有放射性疼痛时,静脉注射 2％的利多卡因 0.5～1 毫升,使其感觉消失后,缓慢注射 0.5毫升的无水乙醇。

(2)眶下神经的闭合术:将眶下神经置于眶下孔行三叉神经上颌支眶下神经闭合。可用于治疗三叉神经二支的疼痛。方法:在离眶下缘 1 厘米,离鼻中线 3 厘米处,取仰卧或坐位,可摸眶下孔,其方向与矢状面成 40°～45°,长度 1 厘米,所以在穿刺时,从眶下孔做 40°～45°向外上、后进针,深度不超过 1 厘米,患者出现放射痛时,具体操作同眶上神经的闭合术。

(3)后上牙齿槽神经的闭合术:取上颚结节后上齿槽孔,可用于治疗三叉神经二支的疼痛。患者取仰卧或坐位,头部朝向健侧,穿刺点位于额弓下缘和齿槽嵴的夹角,也就是眼窝外缘的垂线和颧骨下缘的交叉点,进行局部灭菌后,用左手手指向下牵拉,然后用 4～5 厘米的穿刺针从穿刺点向后向上略向上刺入,到达牙槽嵴的背面,再慢慢向内推进 2 厘米,直至后上牙槽孔,利多卡因注射,无水乙醇注射。

(4)额神经的闭合术:在额孔进行,用于治疗三叉神经三支的疼痛。在下颌上下缘的中间点,也就是咬肌的前缘与额正中线的中点,从下颌后向上,与皮肤成 45°角,进入额孔,接下来的步骤,与眶上神经的闭合术一致。

(5)上颚神经的闭合术:三叉神经二支疼痛的治疗。方法:从眼窝外缘到耳道间连线中间点以下,从此点垂直进针 4 厘米,摸到翼突板,然后将针头往前移 2 厘米,再向前 15°,沿前缘向前 15°,再进 0.5 厘米即入翼胯窝,当患者有放射性疼痛时,先注射 2%的利多卡因,上颌麻木后,注射 1 毫升无水乙醇。

(6)下颌神经的闭合术:三叉神经三支疼痛的治疗。方法:一般采用侧进法,纵向进针至翼突板后,回针 2 厘米,改为从上向后 15°角进针,当患者有明显的放射性疼痛时,具体操作与眶上神经的闭合术相同。

(7)半月神经节的封闭:适用于三叉神经二支或三支疼痛或一、二、三支疼痛。一般采用前入法:穿刺点位于口角以上 3 厘米,从这一点进针,方向朝前、后、上、内,都要对准前方,正面朝前额弓中心,5 厘米可到达颅底,可摸到探查,进入卵圆孔后,患者立即感觉到辐射疼痛,若再前进 0.5 厘米,上颌部也有疼痛,即确定进入了半月节。先注射 2%的利多卡因 0.5 毫升,对侧脸部麻醉,然后缓慢注射 0.5 毫升无水乙醇。

2.三叉神经半月节射频热凝法

其原理是将半月节穿刺置入电极后,通过电刺激判断其定位,利用射频温度控制对病灶进行选择性的局部毁损,以达到镇痛的目的。

(1)电刺激:在穿刺完成后,将 0.2～0.3 V 的电压通到植入电极上,以 50～75 瓦/秒的方波通入,使患者在刺激区感受到类似蚂蚁爬行的感觉。

(2)射频温探法:通过电刺激精确定位后,启动 RF 发生器,生成射频电场,在这个时候,为了更好地理解电极的位置,可以将温度调整到 42～44 ℃,这样的电流会引起可逆的伤害和痛苦,当电极放置正确后,可以逐渐升高到 60～80 ℃,一次 30～60 秒。此法的有效率达 85%,但没法根治。

五、护理

(一)护理评估

1.评估健康史

(1)原发性三叉神经痛的发病机制还不清楚。三叉神经疼痛可以源于脑桥三叉神经受压的小脑占位性病变以及多发性硬化症。所以,要询问患者是不是有多发性硬化症,是不是有占位性病变,以及是不是有任何诱发因素引起的面部疼痛。

（2）对患者的年龄进行评价。好发于中老年人。发病年龄在 40 岁以上，且女性发病率高于男性，性别比为 3∶1。

2.临床观察与评估

（1）观察疼痛的位置、程度、性质和时间。一般情况下，疼痛没有先兆，多数为单侧性，发作及终止均为突发性，间歇期可完全恢复。疼痛发作的症状是电击、针刺、刀割或撕裂性的剧痛，持续几秒到两分钟。疼痛主要集中在面颊、上下颌和舌头，敏感区为口角、鼻翼、颊部、舌部。只需轻轻一碰就能引起，当碰到诸如洗脸、刷牙等触发点时，就会感到疼痛。

（2）症状比较严重的还会出现面部肌肉的反复抽搐，同时还会出现口角向患侧的牵引，这就是痛性抽搐，同时还会出现皮肤发红、皮温升高、结膜充血、流泪等症状。严重的情况下，患者会在白天或者晚上睡觉的时候出现失眠或者疼痛的症状。

（3）病程具有一定的周期特征。每一次发作持续数天，几个星期或者几个月；减轻的时间可以是几天到几年。病程愈久，病情愈重愈频繁。

（4）心理的测评：采用焦虑量表对患者的焦虑水平进行评价。

（二）患者的问题

1.疼痛的问题

主要是三叉神经损伤引起面颊、上下颌及舌的疼痛。

2.焦虑的问题

焦虑与疼痛反复、频繁发作相关。

（三）护理的目标

（1）患者自觉痛觉减轻。

（2）患者的感觉舒服程度提高，焦虑程度明显降低。

（四）护理的措施

1.治疗护理

（1）卡马西平是原发性三叉神经痛的主要治疗药物。副反应包括：嗜睡、头晕、口干、皮疹、恶心、再障性贫血、肝损害、智力及体力下降。护理人员应密切关注，并每隔一到两个月进行一次肝功能和血常规检查。偶有皮疹，肝功能不全及白细胞下降者，应停止服药；苯妥英钠、巴氯芬、氯硝西泮等药物可以在医师的指导下单独服用，也可以与其他药物联用。

（2）三叉神经阻滞疗法是将药物注入三叉神经半月节，阻断神经传导，使面部知觉消失，达到短暂的镇痛作用。可以注射的药物有酒精、甘油等。传统的手术方式，可以缓解疼痛，但长期效果不佳，而且会导致角膜溃疡、失明、脑神经损伤、血管损伤等并发症，并且不能用于三叉神经一支疼痛的治疗。对于不能耐受手术的患者，鉴别诊断和过渡疗法的应用具有重要意义。

（3）经皮选择性半月神经节射频电凝术是在 X 线监控下或 CT 引导下，经皮穿刺置入半月神经节，经 65～75 ℃持续一分钟，选择性杀灭能传递痛觉的脊髓背角 Aβ 及 C 细纤维，保持有髓鞘能传导触觉的 Aα 及粗纤维，其有效率超过 90%，但仍会出现面部感觉异常、角膜炎、咀嚼无力、复视及带状疱疹等并发症。经多次使用后，其远期复发率为 21%～28%。射频电凝术术后并发症的观察与护理：对患者有没有恶心、呕吐的反应进行观察，必要时要及时清理污物，在医师的指导下补充液体和补钾，同时也要注意是不是有对侧角膜反射迟钝、咀嚼无力、面部不适等症状。要给患者吃软食,要用温水清洗患者脸部。在手术过程中,如果因为穿刺方向偏深而伤及视神经,导致视力下降、复视等并发症,一定要在医师的指导下进行合理治疗,避免患者在活动中受伤或摔伤。

(4)外科的治疗:三叉神经周支切取术是一种比较简单的方法,但由于其修复后易复发,所以在临床上很少应用,只适用于头一次疼痛的患者。三叉神经感觉根切断术适用于经枕下入路的三叉神经感觉根切断,是三叉神经痛的治疗方法,能准确地找到病变的原因,同时又能很好地保护运动根,且有较低的复发率,现如今被广泛应用。三叉神经脊束切除术是一种非常有风险的方法,而且会引起严重的并发症,所以现在已经很少使用了。三叉神经痛患者中大部分都是由三叉神经根内的血管受压而引起的,通过外科切除三叉神经根周围的血管,使其远离三叉神经根,这样就能消除痛苦,即微血管减压术。微血管减压术可以保留三叉神经的功能,采用显微外科技术进行手术,可以减少手术创伤,很少留下永久性神经功能障碍。术中手术探查可发现三叉神经痛的罕见病因,如影像学未发现的小肿瘤、蛛网膜增厚、粘连等,成为原发性三叉神经痛的首选手术治疗方法。

三叉神经微血管减压术适用于经过一段时间正规药物治疗,药物效果不明显或明显下降的患者;药物过敏或有严重不良反应者;疼痛剧烈,影响工作、生活和休息的患者。

微血管减压手术治疗三叉神经痛的临床有效率很高,影响其疗效的因素很多,其中受压血管的类型、神经受压的程度、不同的减压方式对其临床治疗及预后有重要意义。微血管减压术治疗三叉神经痛也有部分患者复发,患者的性别、年龄、疼痛分支数、疼痛部位、病程、近期预后、受压血管类型和复发之间存在相关性。三叉神经痛术后复发的主要原因有:病程超过八年;静脉是一个压缩因子;术后症状不会立即消失。三叉神经痛复发以术后两年内最常见,术后两年后复发率明显下降。

2.心理的支持

由于本病是一种突然发作、反复发作的阵发性剧烈疼痛,易出现精神抑郁、情绪低落的表现,护士应关心、理解、体谅患者,帮助他们减轻心理压力,增强信心。

3.健康教育

指导患者生活有规律,合理休息,合理娱乐;鼓励患者采用引导想象、听音乐、阅读报刊等方式转移注意力,消除紧张情绪。

第六节　多发性硬化的护理

多发性硬化症是一种病因不明的中枢神经系统白质脱髓鞘疾病,其病理特点是中枢神经系统白质区域多部位出现炎症灶、脱髓鞘和胶质瘤。临床上,该病通常始于青年期,症状和体征表明中枢神经系统的多个部位受累,病程以复发和缓解为特征。

一、病因及发病机制

多发性硬化症的病因和发病机制还没有完全阐明。该病与病毒感染相关,但还没有从患者的脑组织中检测或分离出病毒。多发性硬化症可能是病毒感染中枢神经系统导致的自身免疫性疾病。此外,多发性硬化症有明显的家族倾向,多发性硬化症患者的一级亲属比普通人有更高的患病风险,其遗传易感性可能是多种基因产物相互作用的结果。种族、环境、创伤、免疫接种、妊娠和其他因素可能与该病的发病或复发相关。

二、临床表现

（一）发病的年龄

该病通常发生在青壮年身上，高发年龄为 20 至 30 岁。10 岁之前或 60 岁之后发病的情况不常见。

（二）发病的形式

发病情况各不相同，常见的是急性或亚急性发病。病程在加重和缓解之间交替。临床病程可从数年到数十年不等，极少数重症患者在发病后几个月内死亡。有些患者的首次发病症状可能完全缓解，复发时，缓解可能不完全。

（三）症状和体征

患者可能有中枢神经系统受累的症状和体征，其特点是症状和体征复杂，性质和严重程度随时间而变化。

（1）视觉症状包括复视、视力减退、视力不清、视野缺损。眼底检查显示视神经炎的变化，晚期可能出现视神经萎缩。内侧纵束病变可引起核间性眼肌麻痹，这是多发性硬化症的一个重要体征，其特征是内直肌麻痹导致单眼不能内收，对侧外直肌无力和眼球震颤。

（2）有些患者的三叉神经根可能受损，表现为面部麻痹和角膜反射消失。

（3）其他症状如眩晕、构音障碍、面瘫和假性球麻痹也可能出现。

（4）肢体无力是最常见的症状。轻度偏瘫、单瘫、四肢瘫痪也可见，不对称四肢瘫痪也可出现。肌肉力量往往与行走困难不成比例。一些患者，特别是迟发性疾病的患者，表现为慢性进行性麻痹，可能只有锥体束体征和轻度本体感觉异常。

（5）小脑及其与脑干的连接常受累，引起构音障碍、共济失调、震颤和四肢无法协调。

（6）排尿障碍的症状包括尿急、尿频和尿失禁。排便障碍少于排尿障碍。男性患者可能会性欲减退和阳痿。女性也可能出现性功能障碍。

（7）麻痹更为常见。在颈部被动或主动屈曲时，背部出现向下放射的闪电样疼痛，称为 Lhermitte 征，表明颈椎后柱受累。除 Lhermitte 征外，还有三叉神经痛、咽喉痛、肢体局部疼痛、肢体痛性痉挛、头痛等。

（8）精神症状也不少见，常见抑郁、欣快，可合并情感性精神病。认知、思维、记忆等均可受到影响。

三、辅助检查

（一）影像学的检查

最有用的诊断工具是磁共振。大部分患者可以通过 MRI 检测到多发性白质病变，这是诊断多发性硬化症的首选测试。常规检查 t2 加权相、质子相或压电相可提高检查正确率。典型的病变应在白质区有 4 个直径大于 3 毫米的病灶，或在室旁区至少有 3 个病灶中的一个。

（二）脑脊液的检查

该检查可为诊断提供辅助证据。脑脊液的检查 γ-球蛋白的变化和寡克隆带的存在提示免疫球蛋白在鞘中合成,这是多发性硬化症脑脊液的检查的变化之一。

(三)电生理的检查

视觉诱发电位和脑干诱发电位对发现临床病变非常重要。视觉诱发电位对椎间盘、视神经和视束病变非常敏感。

四、治疗的原则

治疗的原则包括针对病因和对症治疗。

(一)激素的治疗

糖皮质激素具有抗炎和免疫抑制作用,可用于治疗多发性硬化症,缩短病程,减少复发。如急性发作较严重,可将甲基强的松龙 1 000 毫克加入 5%GS 500 毫升中静脉滴注,3～4 小时完成,连续三天,然后口服强的松治疗:80 毫克/天,连续 10～14 天,然后根据病情和给药时间调整剂量,逐渐减少剂量。也可静脉给予地塞米松 10～20 毫克/天,或氢化可的松 200～300 毫克/天,通常在使用十天后改为强的松。从对照研究来看,激素治疗可能加速急性加重的消退,其预后意义还不清楚。大多数人认为皮质类固醇是禁忌证。

(二)干扰素的治疗

现在认为干扰素可以改变多发性硬化症的病程和病情。现如今有两种制剂:β-1a 和 β-1b。使用这两种药物治疗后,复发缓解的次数会减少 30%,症状的严重程度也会减轻。β-干扰素治疗的不良反应较小,部分患者可能会出现肝功能异常和骨髓抑制。

(三)免疫抑制剂的治疗

(1)环磷酰胺:成人剂量一般在 0.2～0.4 克,加入 0.9%生理盐水 20 毫升进行静脉滴注,每隔一天一次,总累积剂量 8～10 克为一个疗程。

(2)硫唑嘌呤:口服剂量 1～2 毫克/千克,一个疗程累积剂量 8～10 克。

(3)甲氨蝶呤:7.5～15 毫克,1 次/周,可能对进行性多发性硬化有效。使用免疫抑制剂时应注意不良反应。

(四)Copolymerl 的治疗

Copolymerl 是一种多肽混合物,由 L-丙氨酸、L-谷氨酸、L-赖氨酸和 L-酪氨酸按比例组成。它在免疫化学特性上模仿多发性硬化症的假定抗原,并能清除自身的抗原分子,从而减少早期复发缓解型多发性硬化症患者的复发次数,但对重症患者没有效果。给药方式为皮下注射,120 毫克/天。

(五)对症治疗

为缓解痉挛,可多次给予巴氯芬 40～80 毫克/天,以及地西泮和其他肌肉松弛剂。尿失禁患者应注意预防尿路感染。出现四肢抽搐疼痛或其他阵发性症状时,口服卡马西平 0.1～0.2 克,每日 3 次。该药物对血液系统和肝功能有不良反应。功能障碍患者应做好康复训练,增加营养。预防肺部的感染,还要注意怀孕、感冒、劳累等都可以促使其复发。

五、护理评估

（一）健康史

有没有家族病史、病毒感染史。

（二）症状

1.视力的障碍

其症状表现为急性视神经炎或球后视神经炎，常伴有眼痛，也可出现眼肌麻痹和复视。

2.运动的障碍

其症状有四肢瘫痪、偏瘫、截瘫或单侧瘫痪，最常见的是不对称瘫痪；这种病的第一个症状是容易疲劳。

3.感觉的异常

本症状包括浅表感觉障碍，四肢、躯干或面部的针刺和麻木，异常寒冷，强直，四肢瘙痒或刺痛、灼痛和感觉不清。

4.共济失调

其症状表现为不同程度的共济失调运动障碍。

5.自主神经功能的障碍

本症状包括尿失禁、尿频、便秘、便秘与腹泻交替、性欲减退、多汗、流涎等。

6.精神症状和认知功能的障碍

本症状的特点是抑郁、易怒和烦躁，也可表现为嗜睡、冷漠、强哭和强笑。

7.发作性症状

这种症状是指由特定因素诱发的持续时间较短的感觉或运动异常，如构音障碍、共济失调、单侧肢体疼痛和痛觉迟钝、阵发性瘙痒、面肌痉挛、强直性发作等。

（三）身体的状况

1.生命体征

监测生命体征，尤其是呼吸和血氧。

2.肢体活动障碍

肌力分级、肌力有没有下降。

3.二便障碍

有没有尿失禁、尿潴留，有没有尿管及便秘。

4.呼吸情况

有没有呼吸困难、咳嗽及咳痰费力。

5.视力情况

有没有视力障碍及复视。

（四）精神状态

（1）有没有焦虑、恐惧及抑郁。

（2）疾病对生活及工作等有没有影响。

六、护理诊断/问题

(一)生活自理能力缺陷

该护理诊断与肢体无力相关。

(二)躯体移动的障碍

该护理诊断与脊髓受损相关。

(三)有受伤的危险

该护理诊断与视神经受损相关。

(四)有皮肤完整性受损的危险

该护理诊断与瘫痪及大小便失禁相关。

(五)便秘的情况

该护理诊断与脊髓受累相关。

(六)潜在的并发症

感染与长期应用激素导致机体抵抗力下降相关。

七、护理的措施

(一)环境与休息

保持病房环境安静,空气新鲜,温湿度适宜。危重患者应严格卧床休息。鼓励患者及时下床,防止跌倒和摔下床。

(二)饮食与保健

高热量、易消化、高维生素饮食,少食多餐,多吃新鲜蔬菜和水果。发生吞咽困难时,应将床头抬高,放慢速度,观察进食情况,防止呛咳,必要时遵照医嘱留胃管,并指导吞咽康复练习。

(三)密切观察情况的变化

保持呼吸道畅通,咳嗽、呼吸困难时给予吸氧和吸痰,观察缺氧程度,准备复苏物品。

(四)视力下降、视野缺损的患者

注意用眼卫生,禁止用手揉眼睛,保持室内光线良好、环境整洁。将呼叫器和水壶放在患者视线范围内,暖瓶等危险物品远离患者。复视患者活动时最好戴上眼罩遮住一侧眼睛,以减轻头晕症状。

(五)有麻痹症状的患者

指导他们穿宽松、棉质的衣服,以减少束带感。用温水清洗,缓解疲劳。禁止使用热水袋和泡热水澡,防止过热引起症状波动。

(六)排泄异常的患者

养成定时排便的好习惯。每天做腹部顺时针按摩,促进肠蠕动,排便困难时可用开塞露等通便药物,但不可长期使用。多吃含粗纤维的食物,保证大便通畅。留置导尿管的患者要保持会阴部清洁。定时关掉尿管,指导患者每天坚持膀胱训练和盆底肌肉训练,控制膀胱功能。

（七）卧床患者加强基础护理

保持床单元清洁。定期为患者翻身,轻拍背部,抽吸,保持呼吸道畅通,保持皮肤完整。保持四肢处于功能位置,每天坚持做肢体的被动活动和伸展运动训练。能走路的患者,鼓励主动运动。运动应适当,以确保患者安全,防止创伤。

（八）注射干扰素

选择正确的干扰素注射方式,防止同一部位重复注射,选择轮换注射部位。注射前 15～30 分钟将药物从冰箱中取出,置于室温下重新加热,以减少注射部位的反应。注射前在注射部位冰敷 1～2 分钟,以减轻疼痛,减少红肿、发硬的发生。

（九）使用激素

注意观察生命体征、血糖变化。保护胃黏膜,防止吃坚硬、刺激性食物。防止长期应用引起的感染。

（十）要做好患者的心理护理

介绍疾病的相关知识,鼓励患者配合医护人员治疗,树立信心,减少恐惧、焦虑、抑郁等不良情绪,促进疾病早日康复。

（十一）健康指导

(1)合理安排工作和学习,生活规律。

(2)保证充足的睡眠,保持积极乐观的心态,增强生活自理能力和应对疾病的信心。

(3)防止紧张和焦虑。

(4)坚持康复训练,强度适当,保持活动能力。

(5)预防前兆,如感冒、发热、过度劳累、外伤、手术、接种疫苗等。控制感染。

(6)正确服药,合理饮食。

(7)女性患者首次发病后两年内预防妊娠。

第七节　偏头疼的护理

偏头疼是一种反复发作的单侧或双侧抽动性头疼,是一种常见的临床特发性头疼。它通常开始于成年早期和青年期,在女性中更常见,大多数人都有这种疾病的家族史。

一、病因与发病机制

（一）病因

该病可能和以下几个因素相关。

1.遗传的因素

多数偏头疼的患者有家族病史,某些特殊类型为常染色体显性遗传。

2.内分泌与代谢的因素

女性比男性更容易得偏头疼,偏头疼在青春期发生得更频繁,在月经期发作得更频繁,在妊娠期或绝经后发作得更少。

3.其他的因素

疲劳、压力、抑郁、焦虑、睡眠障碍,气候变化,偏食奶酪、红酒、巧克力或服用卡利平和血管扩张剂等药物都可能诱发偏头疼。

(二)发病的机制

1.传统的血管学说

这一理论提示偏头疼先兆症状与颅内和颅外血管舒张功能紊乱相关。

2.神经与血管的假说

这一理论表明,下丘脑和边缘系统的功能障碍与偏头疼前驱症状相关,先兆和头疼的发作与继发于血管改变的神经元功能障碍相关。

3.神经递质

该理论认为 5-羟色胺在偏头疼的发病机制中起重要作用。神经递质如儿茶酚胺、血管活性肽、组胺、前列环素和内源性阿片类物质与偏头疼的发展相关。

二、临床表现

(一)典型的偏头疼

发病的初期,最常见的视觉前兆是闪光、暗点、视野缺损、物体变形和物体颜色改变。其次是躯体感觉先兆,如一侧肢体或面部麻木和麻痹;先兆症状大多发生在头疼前 1 小时,持续数分钟至 1 小时不等。随后,一侧眶后或额颞部搏动性头疼,可扩展至一侧头部或整个头部,伴有恶心、呕吐、怕声、畏光、烦躁、颞动静脉凸出等症状。头颈部的运动或摇晃会加重头疼,睡眠后头疼会缓解。头疼缓解后,通常还会出现疲倦、乏力和烦躁等症状。发作频率从每周一次到每年数次不等。

(二)普通型的偏头疼

普通偏头疼是最常见的偏头疼类型,约占偏头疼的 80%。本病没有典型症状,头疼多为搏动性,发作于一侧,可向另一侧或两侧扩散,发作交替。

(三)特殊类型的偏头疼

根据发作时的神经系统症状和体征,常见的有四种特殊类型:眼肌麻痹型偏头疼、偏瘫型偏头疼、基底动脉型偏头疼和平衡型偏头疼。

三、治疗的重点

减轻、终止头疼发作,缓解伴发症状,防止再出现头疼是治疗的重点。

(一)发作期的治疗

轻度偏头疼发作时可用对乙酰氨基酚、萘普生、布洛芬等治疗;如效果不佳,可选用麦角制剂治疗。

(二)预防性的治疗

这种治疗应首先消除或预防偏头疼的诱因,可酌情给予普萘洛尔、钙拮抗剂、抗抑郁药等。

四、护理评估

（一）病史的评估

询问患者头疼发作史，如疼痛性质、疼痛程度、疼痛部位、疼痛持续时间；是否有先兆症状；影响疼痛的因素、发作频率和伴随症状。

（二）身体的评估

评估患者的意识状态，检查神经系统是不是有阳性体征，排除眼源性和鼻源性头疼。

（三）心理-社会的评价

评估患者的情绪和精神状态。

（四）实验室化验和其他的化验

了解辅助检查结果以排除其他器质性颅内和颅外病变。

五、护理诊断/问题

（一）头疼的问题

头疼与颅内外血管舒缩功能障碍相关。

（二）焦虑的问题

焦虑与偏头疼长期的反反复复发作相关。

六、护理措施

头疼的预后差别很大。偏头疼等原发性头疼可能几十年都不会造成严重后果，但严重的 HBP 头疼患者可能会导致死亡。所以，应根据头疼的类型制订个性化的护理措施。下面主要介绍慢性复发性头疼如偏头疼、紧张性头疼等的护理措施。

（一）激励

指导患者记录头疼的诱因和前兆，与患者共同总结诱发和加重头疼的因素，如情绪紧张、睡眠障碍、工作劳累、吃某些含酪胺的食物、月经、剧烈运动、强光及噪声刺激等；指导患者合理休息、规律饮食、适当运动；保持环境光线柔和、安静、舒适。

（二）减轻头疼

指导患者冰袋疗法，即将装有冰块的袋子或杯子放在疼痛侧颞部或头疼明显的地方，进行按摩；压痛缓解，即用手指的指尖或弹力带压痛头疼的地方；听轻音乐、引导意象等放松训练。

（三）药物的护理

告知患者常用止痛药的用法、用量、不良反应和注意事项，如麦角胺咖啡因等，大量使用可引起中毒，严重肝肾功能障碍、高血压、心脏病患者禁用。慢性头疼服用药物预防发作，防止药物依赖和成瘾。

（四）心理的护理

对于长期反复发作的头疼，患者会产生焦虑、紧张等心理，在理解、同情患者的基础上，指导患者预防诱因，进行放松训练，并合理使用药物。

第八节　帕金森病的护理

帕金森病又称震颤麻痹,是老年人常见的锥体外系运动障碍疾病,其特征是静止性震颤、肌强直、运动迟缓和步态异常。它是一种慢性疾病,以黑质多巴胺能神经元变性和丢失以及纹状体多巴胺递质减少为特征。

一、病因和发病机制

现如今病因不明,应与遗传、环境和衰老相关。该病多见于老年人。约10%的帕金森病患者有家族史。环境中的某些工业和农业毒素会破坏黑质中的多巴胺能神经元。

二、临床表现

大多数患者在50岁以后发病,男性较多,女性较少。发病缓慢且呈进行性。

(一)静止性震颤

在大多数患者中,这种疾病始于一侧肢体的静止性震颤。震颤从上肢的一侧开始,然后向同一侧下肢扩散,再向对面的上肢和下肢延伸,且上肢比下肢重。震颤频率为3～6次/秒,休息时明显,随机运动时减少或暂时消失,情绪兴奋时增加,睡眠后消失。手指有粗大的节律性震颤,如揉丸或数钱等动作,以掌指关节和拇指的不自主震颤为主要表现。

(二)肌强直

震颤发生后或同时,全身肌肉僵直,表现为齿轮样强直、铅管样强直,即肌肉僵直,伸肌、屈肌张力均增加,被动运动时具有齿轮样或铅管样阻力感。

(三)运动缓慢

患者主动运动减少,反应迟钝,动作迟缓,面部表情运动少,呈呆滞状,两眼直视,眨眼运动少,视听反射减弱,呈"面具脸"。虽然患者长时间感到身体某些姿势不适,但很少改变姿势。颈部肌肉和躯干肌肉僵硬,导致身体前屈,整个人变得比患病前矮小。

(四)异常的步态和姿势

患者开始和停止行走有困难,开始后步态惊慌。精细动作难以完成,如系裤腰带、系鞋带;写字时双手颤抖,还有"书写过小症",这是帕金森病的另一个早期征兆;咀嚼和吞咽可能有困难,而且声音很单调。

三、诊断的要点

根据典型的神经症状和体征,即中年以后发病、静止性震颤缓慢而进行性加重、运动迟缓、肌强直、步态和姿势异常,诊断通常并不困难。

四、治疗的要点

现如今,该病主要以药物治疗为主。该病病因不明,还没有根治方法。帕金森病的病理生理学在于纹状体中多巴胺递质的减少和胆碱能神经功能的相对增强,因此药物主要作用于这两方面。

（一）常用的药物

1.抗胆碱能药物

针对胆碱能神经功能的相对增强,给予胆碱能抑制剂。苯海索排泄迅速,没有蓄积作用,毒性小,可长期应用,应作为首选药物;它对肌肉张力、运动迟缓和姿势异常有效,对震颤没有效果。

2.左旋多巴

由于多巴胺递质减少,可直接补充多巴胺。由于多巴胺不能通过血脑屏障,所以需要使用其前体药物左旋多巴。现如今,复方左旋多巴是治疗帕金森病的"金标准"。

3.金刚烷胺

该药能改善突触前末端多巴胺的合成、储存和释放,减少重吸收和部分抗胆碱能作用,并能提高左旋多巴的疗效。不良反应为恶心、呕吐、白细胞减少和正性低血压。

4.多巴胺受体激动剂

溴隐亭可直接兴奋多巴胺 D_2 受体,增加纹状体区的多巴胺,对运动迟缓和震颤有效。与左旋多巴合用可缓解和减轻疗效下降和运动波动,并可减少左旋多巴的用量。不良反应包括头晕、正性低血压、胃肠道反应和精神症状。

（二）外科手术治疗

采用立体定向手术破坏丘脑腹侧外侧核的后部以阻止对侧肢体的震颤,并破坏其前部以阻止对侧张力。适用于 60 岁以下,以单肢震颤、张力或运动障碍明显者,药物治疗不良或不良反应严重者。

五、护理诊断/问题

（一）生活自理的缺陷

该护理诊断与震颤、肌肉强直、运动减少相关。

（二）营养失调,低于机体的需要量

该护理诊断与吞咽困难相关。

（三）躯体移动的障碍

该护理诊断与神经、肌肉受损,运动减少,随意运动变弱相关。

（四）语言沟通的障碍

该护理诊断与喉肌及面部肌肉强直,运动减量、减速相关。

（五）自我形象的紊乱

该护理诊断与身体形象改变相关。

（六）知识的缺乏

缺乏该疾病相关知识和药物治疗知识。

六、护理措施

（一）日常生活的护理

1.饮食的护理

饮食护理的目的是保持患者的最佳营养和身体状态,通过调整饮食达到更好的治疗效果。患者肌肉僵直、震颤,静息时能量消耗增加,能量需要量常高于同龄人;中晚期因吞咽困难可加重抗帕金森药物引起的消化系统不良反应。所以,饮食应注意满足碳水化合物和优质蛋白质的供给,以植物油为主,少吃动物脂肪。多吃新鲜蔬菜和水果,保证充足的维生素,促进肠蠕动,防止便秘。患者出汗多应及时补充水分。

2.生活自理的护理

随着病情的发展,患者的运动功能受到一定程度的损害,生活自理能力下降。指导患者自我护理的技巧和方法。鼓励患者自己进食、穿衣、走动等,防止过度依赖别人。给患者足够的时间来完成平时的生活活动,如写作、说话和吃饭。使用拐杖帮助走路。如果患者在厕所中蹲或站起来有困难,可以给患者一个高凳坐着排便。洗澡时,在浴缸或莲蓬头附近加装扶手,或放上供洗澡用的小椅子;使浴室不湿滑;使用挤压液皂,解决了使用固体皂时肌肉僵硬、缺乏柔韧性的问题;如果用毛巾很难擦干身体,那就换一件吸水性好的浴袍。穿衣时,将要穿的衣服放在一侧;尽量穿有拉链的衣服;选择有拉链或粘扣带的鞋子,便于穿脱。对于难以自行起坐的患者,可在床尾加一根绳子,方便患者拉起;严禁坐在软沙发和较深的椅子上,应坐在两侧有扶手的座椅上。拿碗筷有困难的患者,要使用叉子、勺子、不易碎的餐具和有大把手的水杯;如果震颤严重,应帮助喂食。应根据吞咽困难患者的能量和味觉需要,为其提供营养丰富、细腻、黏稠、不反胃的食物,使患者每口能吞咽2～3次。

3.便秘的预防

多喝水,摄入含丰富纤维素的饮食。早上卧床可顺时针按摩腹部数次,养成定时排便的习惯,便秘时遵医嘱服用缓泻剂,禁长久使用。

(二)药物的护理

该病要长久或终身服药,指导患者药物用法、注意事项、疗效、不良反应的观察及处理。

1.疗效的观察

观察患者震颤、肌强直、运动缓慢、步态和姿势改变情况等。

2.不良反应的观察及处理

(1)左旋多巴制剂在早期阶段的不良反应包括胃肠道反应,如恶心、呕吐、食欲不振、腹痛、低血压、失眠和精神症状。当药物与食物一起服用或减少剂量时,症状可逐渐消失。对于直立性低血压,当患者由卧位转变为站位时,应先经过坐姿过渡,并注意放慢速度,如感到头晕,应及时坐到椅子上或用手抓住床沿蹲下;当出现严重的精神症状时,应及时就医,积极处理。长期服药后可能出现运动障碍和症状波动。运动障碍表现为舞蹈症样或肌张力障碍样异常不自主运动,表现为异样眼神、摇头及臂、腿、躯干的各种异常运动,减量或停药后一般可改善或消失。症状波动包括两种类型:切换现象和回归。切换现象指的是每天数次在严重运动减少和缓解之间突然波动。当"开"时,帕金森症状减轻,当"关"时,症状加重。这种现象变幻莫测,要特别注意,尤其要注意安全问题。当患者在过马路时,突然出现严重的行动不便,僵在马路中间,会非常危险。所以,不应让他们单独外出。减少每次剂量,在不改变每天总剂量的情况下,增加服药次数,或适当加用多巴胺受体激动剂,减少左旋多巴的剂量,以预防或减轻症状的发生。疗效下降是指每次服药后,药物作用时间逐渐缩短,表现为症状有规律地波动,这与有效血药浓度相关,可以预测,所以增加每日总剂量,多次服用可以预防。

(2)抗胆碱能药物由于阻断副交感神经而产生不良反应,如口干、唾液和汗液分泌减少、肠音减少、排尿困难、瞳孔调节不良等。由于抗胆碱能药物影响记忆功能,不宜在老年患者中使用。

(3)金刚烷胺的不良反应包括烦躁不安、恶心、头晕、失眠、脚踝水肿、出现幻觉和精神错乱。有肾功能不全和癫痫史的患者禁用。

(三)康复训练

1.疾病的早期

患者运动功能没有障碍,鼓励其坚持体育锻炼,注意体力劳动不是体育锻炼。要有计划、有目的地进行肢体功能锻炼,肢体要做最大范围的屈伸、旋转等活动,防止肢体挛缩和关节僵硬。

2.疾病的中期

(1)对于行走不便者,手杖可以帮助限制前倾步态,保持身体平衡。走路时双脚抬高,尽量向前迈步。双臂自然摆动,保持平衡。走路时,眼睛看着前方,不要看地面。行走困难时,想象前方有几条平行线。每一步都要跨过一条平行线。转身时,不要原地打转,而是随着身体的移动以弧线向前移动。提供帮助时,不要拉着对方走,只需伸出一只手,让对方握住。

(2)对于有姿势平衡障碍者,可将双脚交替置于台阶上,训练双脚站立时重心左右、前后移动,进行单脚站立,躯干和骨盆旋转,上肢随之摆动,脚后跟行走、爬行训练,向后和左右推拉保持平衡训练。

3.疾病的晚期

指导患者进行被动肢体活动、肌肉关节按摩,促进肢体血液循环。

(四)病情观察

观察典型的神经系统症状和体征,如进行性加重的震颤、运动减少、僵硬和身体不稳定,并观察药物引起的不良反应。观察是不是因长期卧床而发生肺炎、压疮等。

(五)安全的护理

不要单独使用煤气、热水器、锐器等,防止损伤;避免吃带骨刺的食物,避免使用易碎器皿;如有家属陪同,应佩戴手腕识别卡,并将写有患者姓名、住址、联系电话的卡片放在衣袋内,防止走失。

(六)心理的护理

讨论震颤、流涎、口齿不清等症状,以及身体健康的变化如何影响自尊。鼓励他们表达恐惧、担忧,注意倾听。建议患者选择现实可行的支持系统来面对疾病。纠正患者的错误观念,提供正确的信息。必要时为患者提供隐蔽的环境,尤其是在进行日常活动和进食时。

七、保健指南

帕金森病是一种慢性进行性疾病,可以通过治疗来减轻症状,病程可以持续多年。如果不坚持治疗,当病情严重时,可全身硬化,活动困难,卧床不起,最后因心肺等并发症而死亡。所以,应对本病患者进行饮食、用药、康复、安全等方面的全面健康教育。

第九节 面神经炎的护理

面神经炎是面神经在茎乳孔以上面神经管内段的急性非化脓性炎症。

一、病因

病因不是很清楚，一般认为是面部受寒风侵袭、病毒感染、自主神经功能紊乱引起面神经营养性微血管痉挛，导致局部组织缺血、缺氧所致。近年来，有人认为这可能是一种免疫反应。膝状神经节综合征是由带状疱疹病毒感染引起的膝状神经节和面神经炎症所致。

二、临床的表现

没有年龄和性别差异，多为单侧，偶为双侧，多为格林-巴利综合征。发病与季节无关，通常起病迅速，在数小时至 3 天内达到高峰。发病前 1 到 3 天，患侧乳突疼痛。同侧额纹消失，眼裂增大，闭眼时眼睑不能完全闭合，眼球向外上方翻转，露出白色巩膜，称为贝尔现象。病侧鼻唇沟变浅，口角下垂。不能做噘嘴、吹口哨的动作，当口腔口漏时，食物常卡在牙齿与面颊之间。

如果病变影响到鼓室神经，可能在舌前 2/3 处出现同侧嗅觉减退或味觉丧失。镫骨肌分支或以上受累与同侧听觉过敏相关。除面瘫、味觉障碍、听觉超敏外，还有同侧唾液、泪腺分泌障碍，耳内、耳后疼痛，外耳道及耳区带状疱疹累及膝状神经节，称为膝状神经节综合征。预后一般良好，通常在发病后 1 至 2 周开始恢复，2 至 3 个月消退。起病时伴有乳突疼痛者、老年人、糖尿病和动脉硬化者预后较差。可伴有面肌痉挛和面肌抽搐。面神经损伤程度及预后由肌电图和面神经传导功能决定。

三、诊断与鉴别诊断

诊断依据是急性发作的周围性面瘫。注意与以下疾病鉴别。格林-巴利综合征：周围性面瘫，多为双侧，伴有对称性肢体瘫痪和脑脊液的检查蛋白细胞分离。中耳炎、迷路炎、乳突炎等耳源性面瘫，以及腮腺炎肿瘤和下颌化脓性淋巴结炎等引起的特殊症状。后窝肿瘤或脑膜炎引起的周围性面瘫：缓慢起病、原发疾病和脑神经损伤的其他表现。

四、治疗

（一）急性期的治疗

改善局部血液循环，消除面神经的炎症和水肿是治疗的重点。亨特氏综合征引起的直系带状疱疹，可口服阿昔洛韦 5 毫克/（千克·天），3 次/天，7～10 天。皮质类固醇：强的松 20～30 毫克/天，口服，连用 7～10 天。改善微循环，减轻水肿：低分子葡萄糖酸酐 250～500 毫升，静脉滴注 1 次/天，7～10 天，可加脱水利尿剂。神经营养代谢药物应用：维生素 B_1 50～100 毫克，维生素 B_{12} 500 微克，阿糖胞苷 250 毫克，辅酶 Q_{10} 5～10 毫克等，肌内注射，1 次/天。物理治疗：茎乳孔附近超短波透热，红外线照射。

（二）恢复期的治疗

恢复期的主要目的是促进神经功能的恢复。口服维生素 B_1 和维生素 B_2 1～2 片，3 次/日；地巴唑 10～20 毫克，3 次/日。中药，针灸，理疗。用眼罩、眼药水和眼膏保护暴露的角膜。病后两年仍未痊愈的患者应接受神经移植治疗。

五、护理

（一）一般的护理

（1）发病后两周内注意休息，尽量不要外出。

（2）本病预后较好，多数患者 3～6 周即可治愈。向患者说明病情，要求患者积极治疗，缓解心理压力，尤其是年轻患者要保持健康心态。

（3）给予易消化、高热量的半流质饮食，保证机体营养代谢充足，增加机体抵抗力。

（二）观察的要点

面神经炎作为神经科领域的一种常见病，其准确诊断和精心护理对于患者的康复至关重要。在护理观察中，我们必须高度关注以下方面，以便更好地鉴别面神经炎，为患者提供个性化的治疗方案。首先，我们要密切观察患者的面部症状。面神经炎的典型表现包括面部肌肉无力、麻木和疼痛等。患者在发病初期可能会感到面部不适，随着病情的发展，可能会出现口角歪斜、眼睑下垂等明显症状。这些症状不仅影响患者的外貌，更可能导致其日常生活受到严重影响。所以，我们要通过细致的观察，准确判断患者的症状是不是符合面神经炎的特点，以便进行针对性的治疗。其次，我们要重视患者的神经系统检查。面神经炎患者的神经系统检查往往能发现一些异常体征，如面部神经反射减弱或消失等。这些体征对于诊断面神经炎具有重要意义。在护理观察中，我们要积极配合医师进行神经系统检查，确保检查结果的准确性和可靠性。同时，我们还要关注患者的心理状态，因为面神经炎可能会给患者带来较大的心理压力和焦虑情绪。我们要通过心理疏导和关爱，帮助患者树立战胜疾病的信心，积极配合治疗。只有通过全面、细致的观察和鉴别，我们才能为患者提供更为精准的治疗方案，帮助他们尽快康复。作为医护人员，我们要时刻保持敏锐的洞察力和高度的责任心，为患者的健康保驾护航。

（三）裸露角膜的防护和结膜炎的预防

外出时应戴上眼罩，防止灰尘和沙子进入眼睛。每天应使用抗生素滴眼液，睡前应使用眼膏，以预防角膜炎或外露性角膜结膜炎。擦眼泪的正确方法是向上提，防止眼泪恶化向外转。注意眼睛卫生，养成良好的习惯，避免用脏手或手帕擦眼泪。

（四）保证口腔卫生和预防牙周炎

因为患侧面肌瘫痪，导致进食时食物残渣常停留在患侧颊齿间，需要特别注意口腔卫生。要经常漱口，如果需要的话可以使用消毒漱口液。正确的刷牙方法包括采用"短横法或竖转动法"，以去除菌斑和食物残片。牙齿的邻面和间隙容易堆积菌斑，引发牙周炎，可以使用牙线贴近牙齿颈部，然后在邻面来回移动，每颗牙齿 4～6 次，直到清洁。当牙龈乳头萎缩或者齿间空隙较大时，可以使用牙签平行插入沿着牙龈的形态线，避免垂直插入，以防影响美观和功能。

（五）家庭的护理

一是要注意面部的保暖。夏季睡眠时避免靠近窗户，冬季乘车时要及时戴好口罩以防受风寒，进行野外工作时应特别注意保护面部和耳朵后部。如果耳朵后部或患侧面部不适,可采用温热敷的方式进行护理。二是要加强平时的身体锻炼。提高抵抗寒风侵袭的能力,积极应对其他炎症性疾病。三是瘫痪面肌的锻炼。患者面肌瘫痪后常出现松弛无力的症状,建议患者可自行在镜子前,用手掌轻轻贴在瘫痪的面肌上进行环形按摩,每天 3~4 次,每次 15 分钟,有助于促进血液循环,减轻面肌受到健侧过度牵拉的情况。一旦神经功能开始恢复,鼓励患者进行病侧面肌的随意运动练习,有助于促进瘫痪肌肉早日康复。

第十节 老年痴呆的护理

一、老年痴呆护理的概论

痴呆是一种严重的认知功能缺陷或退化综合征,常因脑功能障碍而引起,并表现为全面性和进行性。这种病症影响了患者的意识内容,而非意识水平,通常伴随着人格异常、行为或情感异常,导致患者在日常生活、社交和工作中能力明显下降。

老年痴呆症,又称为阿尔茨海默病,其临床特征为病情起病隐匿、认知功能障碍和行为损害逐渐加重。这种疾病是痴呆症中最常见的类型,本节将重点介绍这一病症。

二、病因

现如今还不清楚老年痴呆的病因,通常认为涉及遗传和环境因素。

(一)遗传的因素

老年痴呆患者的直系亲属患病风险较高,这是由于该病为常染色体显性遗传病。最新研究表明,1、14、19、21 号染色体上基因的突变与老年痴呆病发密切相关。

(二)环境的因素

有抽烟习惯,遭受过头部外伤,接触过重金属,患有高血糖、高胆固醇或教育水平较低等因素都可能增加患病的风险。

(三)其他的因素

老年痴呆可能与炎症反应、神经毒性损伤、氧化应激、血小板活化、自由基损伤、雌激素水平低下和免疫功能缺陷等相关。现如今被广泛认可的是,老年痴呆不是由单一因素引起的,可能和多种因素相关。

三、病理

老年痴呆的病理特点是脑部广泛性萎缩,随着萎缩范围逐步扩大,痴呆程度也会不断加重。大脑质量减少,脑回变窄,脑沟加深、变宽,主要是颞叶、顶叶和前额叶萎缩显著,第三脑室和侧脑室异常扩大,海马明显受损。病理组织学表现为神经元炎性斑块、神经元纤维缠结、神经元广泛减少、颗粒空泡变性和血管淀粉样变等。

四、诊断的要点

（一）临床的表现

1.记忆的障碍

老年痴呆的典型首发症状是记忆力受损,渐进式地出现记忆功能下降,时间跨度超过半年。最初表现为短期记忆力减退,无法回忆刚刚发生过的事情或说过的话,也可能忘记熟悉的人的名字,但对较为久远的事情记忆相对清晰;渐渐地,长期记忆也会受损,主要是记忆力受损,在提示或回忆测试中,记忆力无法显著改善或恢复正常,严重到甚至名字、生日和家庭成员都被完全遗忘。

2.认知的障碍

随着病情的发展,表现为新知识的掌握、应用和社交能力下降,并随着时间的推移而恶化。出现严重的时空定向障碍,患者经常迷路,出门后不记得回家的路,上完厕所找不到床。

3.异常的行为

起初,患者动作显得有些幼稚笨拙,总是做着一些毫无意义的劳动,比如翻箱倒柜,东西乱丢乱放,忙忙碌碌却不知所措。收藏了许多废物,对卫生毫不讲究,衣着也总是不整洁。行为举止更是怪异异常,甚至开始妨碍公共秩序,给社会治安带来负面影响。呆若木鸡般,无法与人沟通,大小便失禁,连基本的生活自理能力都没有了。

4.精神的症状

在发病初期,患者有抑郁倾向。随后,患者出现人格障碍和心理症状,如出现幻觉、妄想、强迫症、自残、易怒和暴力倾向。

5.其他的表现

失语症、构音障碍、计算障碍和逐渐丧失自理能力。锥体和锥体外系病变的迹象,如肌肉张力增加、运动迟缓和姿势异常,出现在后期。最终,患者可能会出现强直性或屈曲性四肢瘫痪。

（二）辅助检查

1.影像学的检查

该检查显示脑萎缩,如脑沟加深和增宽,侧脑室和第三脑室不成比例地扩大。磁共振成像显示海马萎缩具有诊断价值,是鉴别诊断最实用的辅助检查。

2.脑脊液的检查

该试验没有明确的异常,ELISA 检测 Tau 蛋白和淀粉样蛋白偶尔会增加。

3.神经心理学的测验

该检查是在对老年痴呆诊断过程中必不可少的内容。常用量表有简易精神状态量表、长谷川痴呆量表、韦氏成人智力量表和临床痴呆评定量表。

4.脑电图的检查

早期改变主要是波幅降低和 α 节律减慢,晚期则表现为弥漫性慢波。典型表现是在普遍 θ 波的背景上重叠着 δ 波。

五、疾病治疗

由于老年痴呆的病因及发病机制还不是十分明白,现如今没有特效治疗可逆转脑功能缺损或阻止病情进展,对症治疗为主,包括药物治疗改善认知功能及记忆障碍,对症治疗改善精神症状,良好的护理可延迟病情的进展。

(一)一般的支持治疗

其适用于老年痴呆的基础治疗或轻微老年痴呆的治疗,给予扩张血管、改善脑血液供应、营养神经和抗氧化等措施。常用的药物有银杏叶制剂、吡拉西坦、维生素 E。

(二)心理-社会的治疗

鼓励患者尽量保持生活的能力和参加社会活动,加强家庭、社会对患者的照护,做康复治疗和训练,延迟痴呆进展。对有精神、认知功能障碍,定向障碍和视空间障碍的患者应减少外出,防止意外的发生。

(三)药物的治疗

1.乙酰胆碱酯酶抑制剂

通过抑制胆碱酯酶从而抑制乙酰胆碱的降解,提高其活性,改善神经递质的传递功能。常用的药物有多奈哌齐,5 毫克,口服,1 次/天,可显著改善认知障碍,肝脏毒不良反应低,可有恶心、呕吐和腹泻,耐受性较好;重酒石酸卡巴拉汀,1.5~6 毫克,口服,3 次/天,临床有明显提高记忆和认识能力作用,疗效和不良反应均呈剂量依赖,维持时间短;加兰他敏,4~12 毫克,口服,2 次/天,不良反应有恶心、呕吐、厌食、腹泻等。

2.NMDA 受体拮抗剂

美金刚的用法:开始剂量为 5 毫克,口服,1 次/天,以后根据每天 5 毫克递增,直至每天 20 毫克。美金刚为非竞争性 N-甲基-D-门冬氨酸受体拮抗剂,美金刚的耐受性和安全性均较好,不良反应主要有中等强度的幻觉、意识错乱、头疼、头晕、疲劳等,没有严重的不良反应。

3.抗精神病的药物

口服利培酮 2~4 毫克,1~2 次/天;奥氮平 2.5~5 毫克,1 次/天。

4.抗抑郁的药物

口服帕罗西汀 20 毫克,1 次/天;口服舍曲林 25~50 毫克,1 次/天。

5.其他药物

钾通道阻滞剂、雌激素和降低胆固醇的药物等。

六、主要的护理问题

(一)记忆力的受损

该护理问题与认知能力损害相关。

(二)语言沟通的障碍

该护理问题与思维障碍相关。

(三)自理能力的缺陷

该护理问题与记忆力、计算力降低或丧失相关。

(四)思维过程的紊乱

该护理问题与认知功能障碍相关。

(五)走失的危险

该护理问题与空间定向力障碍相关。

（六）自残及伤人的危险

该护理问题与情感、行为障碍相关。

（七）家庭运作的异常

该护理问题与角色紊乱及疾病进行性加重相关。

（八）知识的缺乏

缺乏疾病、药物及护理等相关知识。

（九）潜在的并发症

潜在并发症为感染、压疮、肢体挛缩、关节僵硬、畸形、外伤。

七、护理的目标

（1）患者可以保持他们的记忆完整。

（2）患者能够表达自己的需求，保持沟通能力。

（3）提高患者的自理能力，充分利用残肢功能，提高生活质量。

（4）减少患者损失、自残或人身伤害等潜在风险因素。

（5）患者及其家属能够了解疾病、病程和预后，配合并积极参与治疗和护理活动，并说明在饮食、运动和用药方面应采取的注意事项。

（6）患者能了解疾病的相关知识、常用药物的疗效和不良反应，以及自我保健的知识。

（7）患者及其家属可配合采取措施预防并发症。

八、护理措施

（一）一般的护理

1.心理的护理

（1）尊重患者，理解和宽容患者的精神症状、性格变化和异常行为。

（2）耐心倾听患者的倾诉，多与患者交谈，出现妄想症状时不与患者争吵，暂时同意，转移其注意力，避免伤害其情绪和自尊心。

（3）观察言行变化，分析异常行为的原因，有计划、有目的地与之沟通。

（4）鼓励患者培养兴趣爱好，保持积极心态。

（5）鼓励患者尽可能多地与家人、朋友进行思想和情感交流，减少孤独感。

（6）根据个人情况，提供有针对性的心理护理。

2.语言沟通障碍的护理

（1）将呼叫器和日常用品，如毛巾、水杯等，放在患者容易接触到的地方。

（2）积极与患者沟通，鼓励他/她多说话，并给他/她足够的时间来表达需求。

（3）使用手势和交流板进行言语交流技能康复训练；重复口头交流以提高反应能力，鼓励患者大声朗读，参与亲友的谈话，在交流时对患者诚恳，并注意患者肢体语言所表达的信息。

3.饮食起居的护理

（1）合理安排膳食，一日三餐准时定量，安排与他人共餐，饮食习惯保持不变。

（2）食物温度适中，饮食中盐、脂肪、蛋白质和维生素含量低。多吃新鲜蔬菜和水果，少吃辛辣食物,禁酒、咖啡和浓茶。

(3)食物简单,最好切成小块,吃软滑的食物较好,防止进食时窒息。允许患者用手拿食物,并帮助他们在吃饭前洗手。

(4)要细嚼慢咽,不要着急。对少数食欲亢进、暴饮暴食的人,要适当限制食量,进食时要有人监督,防止呛进气管引起窒息。

(5)根据病情,遵医嘱静脉补充葡萄糖、电解质、脂肪乳剂等,提供营养的支持。

(6)评估营养的状况,每周测量一次体重,了解患者吞咽困难程度及日常饮食习惯,评估患者营养状况是否改善。

(7)穿衣护理时,整理好要穿的衣服,防止纽扣过多,拉链代替纽扣,松紧腰带代替腰带。

(8)有规律的生活习惯,保证充足的睡眠。

4.用药的指导

(1)口服药物必须由执业护士按时提供,不得留在患者身边。

(2)观察患者服药,并帮助他/她服用所有药物,以防止忘记服药或误服。

(3)中度或重度痴呆患者在服药后往往无法说出自己的不适,所以应仔细观察服药后的反应,并向医师反馈,以便及时调整用药方案。

(4)卧床不起、吞咽困难的患者,对于不易吞咽的药片,最好将药片分成小颗粒或粉碎溶于水中服用,不能吞咽的应从胃管内注射药物。

5.防走失的护理

(1)提供固定的生活环境,防止迷路。

(2)住院时要求患者穿病号服、戴护腕。

(3)患者外出时有人陪同或佩戴有姓名和家人联系电话的卡片,有利于迷路后被送回家。

(4)加强病房巡查,发现患者不在要赶紧寻找。

(5)做好家属的陪护工作。

6.防跌倒的护理

(1)病房保持清洁、光线充足,物品摆放有序,营造防跌倒的环境。

(2)保持地面干燥,及时清理积水并指导患者穿防滑鞋和不穿拖鞋。

(3)评估患者是不是有跌倒史,有潜在跌倒风险的患者入院时应接受安全教育并有人陪同。

(4)加强病房巡逻,及时发现患者需求,如有意外跌倒,保持不动并立即通知医护人员处理。

7.生活的护理

(1)保持病房内空气新鲜,温度和湿度适当,并保持温暖,以预防感冒和各种感染,特别是慢性肺和尿路感染。

(2)保持口腔清洁卫生,必要时每天进行口腔护理。

(3)加强皮肤护理,预防压疮。

(4)保持床单元的清洁和平坦,并将常见物品放在患者附近,这有利于随拿随取。

(二)康复训练

康复训练可以延缓疾病的发展,提高患者的认知能力、自理能力,并对生活质量起到至关重要的作用。

1.记忆的训练

给患者看几个项目,让他们记住,然后让他们回忆他们刚刚看到的项目;让患者回忆最近来过他们家的亲戚和朋友的名字、几天前看过的电视剧的情节,以及最近在家里发生的事情。在今后的培训过程中逐步减少提示。保持现有的爱好,培养新的爱好,定期看书、看报、听音乐、看电视。患者经常去的地方要有明显的标志。

2.智力的训练

根据患者的文化程度教给他们做简单的数字游戏,如1、2、3木头人等;让患者自己收拾衣服、练习语言表达,使综合能力得到锻炼;也可以放置时钟和日历来帮助患者保持时间的定向力。

3.情感障碍康复的训练

给予患者更多的信息和语言刺激训练,关心和体谅患者,与患者交流和交谈,寻找患者感兴趣的话题;对于思维活跃、混乱的患者,改变话题,分散注意力,转移思路,使其思维恢复到正常状态;与妄想患者交谈时,注意谈话技巧,不要贸然触及妄想内容;对于有幻听、幻觉的患者,要稳定其情绪,分散其注意力,尽快将其引向正常情况。

4.日常生活能力的训练

对于能够自理的患者,提醒和督促他们主动完成日常工作,而不是简单地做或代替他们。与患者讨论制订有针对性的、能促进日常生活功能的作业活动,如规定每天打扫卫生、洗漱、叠被子等作业的次数和时间;对于有部分生活能力的患者,让患者有足够的时间完成,不受时间限制,不要催促,如洗碗、洗头、洗澡、吃饭等。对于日常生活能力的丧失,可以多次提醒、反复教学、反复做等。对于严重受损的日常生活能力来说,康复训练是困难的,需要长期的重复训练。训练要从基本的生活功能开始。

第十一节 肝豆状核变性的护理

肝豆状核变性又称威尔逊病,是一种遗传性铜代谢障碍所致的肝硬化和以基底核为主的脑部变性疾病。临床特征为进行性加重的锥体外系症状、精神症状、肝硬化、肾功能损害及角膜色素环。该病的患病率各国报道不一,欧美国家罕见,在意大利南部和西西里岛、罗马尼亚某些地区、日本的某些小岛及我国的患病率较高。

一、病因及发病机制

本病的病因、发病机制很复杂,有六种发病学说。现在证实 ATP7B 基因突变是该病的主要原因,ATP7B 基因主要在肝脏表达,表达产物 P 型铜转运 ATP 酶位于肝细胞 Golgi 体,负责肝细胞内的铜转运。它的功能部分或完全丧失,过量的铜离子不能运输出细胞,使过量的铜离子沉积在肝、脑、肾、角膜等组织中,导致疾病。

二、临床表现

(一)患病率

患病率大概为(0.5～3)/100000 人口,发病率大概为 0.2/100000 人口。

(二)发病年龄

发病年龄是 10～25 岁,男性多见,儿童(以肝病首发)和成年人(以神经精神症状首发)首发症状不同。

(三)肝脏的症状

多数患者有肝脏受损表现,早期为非特异性症状,如疲乏、无力、纳差等,渐渐地就出现肝区痛、肝大、黄疸、肝硬化的症状,也可能只是肝脾大、肝功能异常,没有其他的表现。

(四)神经精神的症状

神经系统症状发生率高,最突出的表现为锥体外系症状,可表现为震颤、肌强直、运动迟缓等帕金森综合征,也可表现为口面部不自主运动、跳舞、手足徐动等多动综合征。除了锥体外系症状外,还可能有多种神经系统受累的症状和体征,如小脑共济失调、小脑言语障碍、病理反射、假性延髓麻痹、进行性精神衰退、情绪障碍、精神症状、运动行为人格异常及癫痫发作等。

(五)眼部的症状

角膜色素环是肝豆状核变性最典型的眼部征象,其他眼部症状包括白内障、斜视和瞳孔反应缓慢。

(六)其他的症状

1.肾小管功能的障碍

肾性糖尿、氨基酸尿、磷尿、高尿酸及高钙尿等。

2.血液系统的表现

急性血管内溶血、皮下或黏膜出血及溶血性贫血等。

3.肌肉骨骼系统的病变

肌肉无力、萎缩及骨质疏松。

4.其他的症状

皮肤色素沉着、心律失常、糖耐量异常及甲状腺功能减退等多系统损害。

三、辅助检查

(一)实验室的指标

血清铜氧化酶吸光度降低,血清铜蓝蛋白和血清铜含量显著降低,尿酮升高。

(二)电生理学

心电图、脑电图、诱发电位均可不同程度异常,没有特异性。

(三)成像

颅脑 CT 显示皮层及皮层下萎缩,基底核低密度病灶。颅脑 MRI 显示基底核、丘脑、小脑齿状核等部位 T1 为低信号,T2 为低信号特异性改变。

（四）腹部超声的检查

该检查可发现肝大、肝硬化等肝脏疾病的表现。

（五）裂隙灯的检查

角膜色素环宽约 1.3 毫米，呈黄褐色或黄绿色。

四、治疗的原则

早期治疗；长期治疗；药物治疗；对症治疗；减少食物中的铜摄取。对临床前期患者可单独采用锌剂治疗，没有效果可换用青霉胺，只有肝损害而没有神经系统损害者可用锌剂合并青霉胺，有神经系统症状者青霉胺为首选。

（一）驱铜的治疗

该治疗主要是用络合剂。常用的强效金属络合剂为青霉胺，可螯合体内的铜，使其通过尿液从体内排出。成年人开始剂量为每天 250 毫克，逐渐增量，症状轻微时每天 1 000 毫克，分 2～4 次口服；严重者每天 2 000～2 500 毫克，分 4 次口服；儿童剂量为 20～30 毫克/（千克·天），分 2～4 次口服。维持剂量成人每天 1 000 毫克，儿童每天 600～800 毫克。一般饭前半小时和睡前服用，第一次用药前要做青霉素皮试，显示阴性的可以用。对于轻度患者，一般采用间歇疗法，如成人可服用 2 周停药 2 周，儿童可服用 1 周停药 1 周；重症或晚期患者采用连续治疗，连续用药半年至一年，然后改变维持量。青霉胺的不良反应有恶心、呕吐、食欲不振、发热、皮疹、关节疾病、淋巴结肿大、骨髓抑制和自身免疫反应。其他络合剂有二巯丙醇、二巯丁二酸钠、二巯丙磺酸和乙二胺四乙酸钙钠。

（二）肠道组织对铜的重吸收及促进肠道的排铜

一般服用锌剂。成人硫酸锌常用剂量是每天 125～600 毫克，口服三次。服药后应在一小时内禁食，以免食物干扰锌的吸收。我们要尽量避免食用影响锌吸收的食物，如粗纤维或含有各种植物酸的食物。胃肠道症状是锌的主要不良反应。

（三）饮食的疗法

1.防止吃含铜量高的食物

各种豆类、坚果；一些蔬菜，南瓜、芋头、山药、蘑菇；软体动物，贝类、蜗牛；虾、蟹；培根、动物肝和血、巧克力、可可、咖啡、蜂蜜；中药龙骨、牡蛎、蜈蚣、蝎子等。牛肉和各种干果的铜含量也很高。

2.吃含铜低的食物

适合食用含铜量低的食物，如精米、精制面粉、鸡蛋、鱼、猪肉、鸡、鸭、白菜、藕、芹菜、橙子、苹果、桃子、牛奶等。

3.高氨基酸和高蛋白的饮食

其有利于把铜排出体外。

（四）外科的治疗

严重肝硬化患者做脾切除手术。重症肝炎患者做肝移植。

五、护理评估

(一)健康史

有没有家族病史。

(二)症状

1.神经的症状

其特征是锥体外系症状,包括肌张力障碍、奇怪的表情、静止、意向性或姿势性震颤、肌强直、运动迟缓、构音障碍、吞咽困难、屈曲姿势和惊恐步态。

2.精神的症状

其主要表现为情绪障碍和行为异常,如抑郁、冷漠、欣快、兴奋不安、动作幼稚或怪异、攻击性行为等。少数患者可能会出现各种妄想、幻觉、性格变化及自杀等。

3.肝脏的症状

大多数症状为非特异性慢性肝病,如疲劳、虚弱、食欲下降、肝区疼痛、肝脏肿大或收缩、脾肿大或脾功能亢进、黄疸、腹腔积液、蜘蛛痣、食管静脉曲张出血和肝性脑病。

4.眼部的异常

角膜色素环是该病最重要的症状,见于大部分患者,绝大多数是双眼,个别的是单眼。

5.其他的症状

面部和双侧小腿伸侧皮肤色素沉着明显。肾性糖尿病、蛋白尿和氨基酸尿;肾小管酸中毒;肌肉无力、肌肉萎缩、骨质疏松症、骨和软骨退化等。

(三)身体的状况

1.肢体活动障碍

肌力、肌张力是不是正常。

2.意识的状况

有没有出现意识障碍。

3.视力的状况

有没有出现视力障碍。

(四)精神状态

(1)有没有焦虑、恐惧及抑郁等不良情绪。

(2)疾病对生活、工作有没有影响。

六、护理诊断/问题

(一)有受伤的危险

该护理诊断与肌张力障碍相关。

(二)有误吸的危险

该护理诊断与吞咽困难相关。

(三)生活自理能力的缺陷

该护理诊断与神经肌肉受损相关。

（四）自我形象的紊乱

该护理诊断与情绪改变相关。

（五）思维过程的改变

该护理诊断与铜代谢障碍引起基底核为主的脑部病变相关。

七、护理措施

（一）环境与休息

保持病室安静、舒适，病房内空气清新，温、湿度适宜。疾病早期鼓励患者活动。

（二）饮食的护理

低铜、高蛋白、高热量、高维生素、低脂、易消化饮食，禁吃高铜食物，如坚果类、豌豆、蚕豆、玉米、软体动物类、虾、蟹、各种动物的肝和血、巧克力等。吞咽困难者应吃富含营养的半流质饮食或软饭。

（三）严密观察病情的变化

注意意识、肌张力有没有变化。

（四）评估患者自理的能力

对共济失调者加强保护，做好患者生活护理。

（五）保持患者的清洁

及时更换脏衣服。

（六）加强患者的安全护理

有精神症状者要有专人看护。

（七）加强对患者的药物宣教

注意口服药不良反应，如服硫化钾、硫化锌引起的缺铁性贫血，口服青霉胺出现的发热性皮疹、血白细胞减少等不良反应。定期做血常规的检查。

（八）加强心理的护理

多与患者交谈，稳定其情绪。

（九）保健指南

（1）遵医嘱长期、不间断、正规服药，定期检测尿铜及肝、肾功能。

（2）调整饮食结构，生活有规律，坚持适量运动。

（3）保持健康的心态，防止焦虑、悲观。

第三章　心血管内科护理

第一节　心律失常的护理

心律失常是指心脏冲动起源部位、频率、节律、传导速度或激动次序的异常。其原因很多,有生理性、病理性。各种器质性心脏病是引发心律失常的最常见原因,其中缺血性心脏病、充血性心衰和心源性休克等容易引发严重心律失常,导致严重血流动力学障碍,甚至死亡。除上述疾病外,自主神经功能紊乱、药物中毒、内分泌代谢失常、酸碱平衡失调、电解质紊乱、急性感染、手术和心导管刺激等也可引起心律失常。健康人在紧张、激动、疲劳、吸烟、饮酒和饱餐等情况下,也可发生心律失常。本节重点介绍临床常见的心律失常。

一、房性期前收缩

房性期前收缩是指激动起源于窦房结以外心房任何部位的一种主动性异位搏动。正常成年人进行 24 小时心电监测,多数的人有房性期前收缩发生。

(一)病因

各种器质性心脏病患者均可发生房性期前收缩,并可能是快速性房性心律失常的先兆。

(二)临床的表现

患者一般没有明显的症状,频发房性期前收缩者可有心慌、心跳暂停的感觉。

(三)心电图的特征

(1)房性期前收缩的 P 波提前发生,形态与窦性 P 波不同。

(2)下传的 QRS 波群形态通常正常,少数没有出现 QRS 波。

(3)常见不完全性代偿间歇。

(四)治疗的要点

房性期前收缩通常无须治疗。吸烟、饮酒与咖啡是诱发因素。有明显的症状时给予药物治疗。

二、心房颤动

心房颤动简称"房颤",是指规则有序的心房电活动丧失,代之以快速无序的心房颤动波,是最严重的心房电活动紊乱,也是常见的快速性心律失常之一。心房由于无序颤动,从而失去了有效收缩和舒张,导致泵血功能下降或丧失,所以,心室律紊乱、心功能受损和心房附壁血栓形成是心房颤动患者的主要病理及生理特点。

(一)病因

房颤常发生于有基础心血管疾病的患者,如冠状动脉粥样硬化性心脏病、高血压、风湿性心脏瓣膜病、甲状腺功能亢进性心脏病、心肌病、感染性心内膜炎和缩窄性心包炎。

(二)临床的表现

心房颤动表现为心慌,症状轻重程度亦受心室率快慢影响,心室率不快,可没有明显的症状,心室率超过每分钟 150 次时患者可发生心绞痛或心衰。房颤产生血栓、引起体循环栓塞的风险极大，如房颤患者突发偏瘫、失语需考虑脑栓塞，发生急性腹痛但又排除其他常见急腹症时应考虑肠系膜动脉栓塞的可能性。房颤特异性体征主要为心律绝对不齐、心音强弱不等和脉搏短绌。

（三）心电图的特点

（1）P 波消失，代之以大小不等、形态不一、间期不等的心房颤动波——f 波，频率为每分钟 350～600 次。

（2）RR 间期绝对不等。

（3）QRS 的波群形态通常正常，当心室率过快，发生室内差异性传导时，QRS 波群增宽、变形。

（四）治疗的要点

（1）积极控制基础心脏疾病，控制诱发的因素。

（2）控制心室率：常用药物有洋地黄、β 受体阻滞剂及钙通道阻滞剂等。

（3）药物复律和同步直流电复律。

（4）导管消融、外科的治疗。

（5）抗凝的治疗。

三、室性期前收缩

室性期前收缩简称"室早"，是指起源于心室肌或心室肌内浦肯野纤维的提前出现的异常电激动，是最常见的心律失常之一。在正常人和各类心脏疾病患者中都可发生。但临床上患者多伴有黑蒙、眩晕，有器质性心脏病，心脏结构和功能改变，当心电图表现为多源、成对、成串的室性期前收缩时应引起重视。

（一）病因

正常人与各种心脏病患者均可发生室性期前收缩。心肌炎、缺血、缺氧、麻醉和手术等均可使心肌受到机械、电、化学性刺激而发生室性期前收缩，常见于冠状动脉粥样硬化性心脏病、心肌病、心肌炎及风湿性心脏病。

（二）临床的表现

室性期前收缩常没有与之直接相关的症状，患者是否有症状及症状的轻重程度与期前收缩的频发程度不直接相关。患者可感到心慌，类似电梯快速升降的失重感或代偿间歇后 1 次有力的心脏搏动，多数人称"偷停"。听诊时可闻及期前收缩后出现一较长的停歇，期前收缩的第二心音减弱，仅能听到第一心音，桡动脉搏动减弱或消失。

（三）心电图的特征

（1）提前出现的 QRS 波前没有 P 波或没有相关的 P 波。

（2）提前出现的 QRS 形态宽大畸形，时限通常大于 0.12 秒，T 波方向多与 QRS 的主波方向相反。

（3）往往为完全性代偿间歇，即期前收缩前后 RR 间距等于窦性周期的两倍。

（四）治疗的要点

（1）没有器质性心脏疾病，考虑为良性室性期前收缩，预后良好，从危险效益比来说，不支持常规抗心律失常药物治疗，应首先考虑祛除诱发或加重室性期前收缩的因素，如吸烟、喝咖啡等。对于此类患者的治疗重点是缓解症状。

（2）对于器质性心脏病伴频发室性期前收缩的患者，防止心脏性猝死是治疗的目的。

四、室性心动过速

室性心动过速简称"室速"，是指起源于希氏束以下水平连续 3 个或 3 个以上的快速性心律失常。

（一）病因

常发生于各种器质性心脏病患者，最常见于冠状动脉粥样硬化性心脏病，尤其是急性心肌梗死患者。也发生于没有明显器质性心脏病的原发性心电疾病，如先天性长 QT 综合征。少数的室性心动过速为特发性室性心动过速，常见于年轻男性。

（二）临床的表现

患者可表现为心慌、胸闷、胸痛和黑蒙等，临床表现并不一致，非持续性室速的患者除心慌外可没有其他任何症状，而持续性室速的患者常伴有明显血流动力学障碍和心肌缺血，其表现包括低血压、四肢厥冷、乏力、少尿、晕厥、气短和心绞痛等。听诊心律轻度不规则。

（三）心电图的特征

（1）频率多在每分钟 100～250 次，节律可稍不齐。

（2）QRS 的波群形态宽大畸形，时限通常超过 0.12 秒；ST-T 波的方向与 QRS 波的主波方向相反。

（3）心房的独立活动与 QRS 波没有固定关系，房室分离。

（4）偶尔的心房激动夺获心室或发生室性融合波或 1：1 传导。

（四）治疗的要点

1.立即终止室性心动过速的发作

根据血流动力学是否稳定采取抗心律失常药物治疗或直流电复律治疗方法。

2.纠正和治疗室性心动过速的诱因和病因

纠正和治疗低血钾、心肌缺血和心功能不全。

五、心室扑动与心室颤动

心室扑动与心室颤动简称"室扑"和"室颤"，是致命性的心律失常。

（一）病因

该病常见于缺血性心脏病。心室颤动是心脏停搏前的短暂征象，可以因急性心肌缺血或心电紊乱而发生。由于心脏出现多灶性局部兴奋，导致完全失去排血功能，心室扑动常不能持久，没有很快恢复，便会转为心室颤动，导致死亡。

（二）临床表现

心室扑动与心室颤动为最恶性的心律失常，短时间即可引起意识丧失、抽搐、呼吸停顿甚至死亡。触诊时大动脉搏动消失、听诊心音消失、血压无法测到。

（三）心电图的特征

1.心室扑动心电图的特征

无正常 QRS-T 波,代之以连续快速而相对规则的大振幅波动,频率为每分钟 200～250 次,心脏完全失去排血功能。

2.心室颤动心电图的特征

QRS-T 波完全消失,出现大小不等、极不匀齐的低小波,频率是每分钟 200～500 次。心室扑动和心室颤动均是极严重的致死性心律失常。

（四）治疗的要点

心室扑动和心室颤动发生后为心搏骤停,如果不能及时救治,多在数分钟内因组织缺氧而导致重要生命器官损害或死亡,所以,应及时采取积极的、有效的复苏措施。长期治疗包括病因治疗、祛除诱因、药物治疗和植入式心脏复律除颤器治疗。

六、房室传导阻滞

房室传导阻滞又称"房室阻滞",是指房室交界区脱离了生理不应期后,心房冲动传导延迟或不能传导至心室。根据阻滞不同,房室阻滞分为一度、二度和三度。一度房室传导阻滞指房室传导时间延长。二度房室传导阻滞指激动自心房至心室过程中有部分传导中断,即有心室脱漏现象。二度房室传导阻滞又分为两型,称为二度Ⅰ型房室阻滞和二度Ⅱ型房室阻滞。三度房室传导阻滞又称为完全性房室传导阻滞,指心房激动全部不能传入心室。

（一）病因

其主要有先天性、原发性和继发性,临床上以继发性多见。

（二）临床的表现

对于房室传导阻滞,一度房室传导阻滞通常没有症状;二度房室传导阻滞可引起心搏脱漏,可有心慌;三度房室传导阻滞的症状取决于心室率的快慢,包括疲倦、头晕、乏力、晕厥、心绞痛、心衰等。当心室率严重缓慢导致脑供血不足时,能引起短暂意识丧失,甚至抽搐。室内传导阻滞多没有特殊的临床表现,主要为基础心脏病变的症状。对于房室传导阻滞,一度房室传导阻滞时第一心音减弱;二度房室传导阻滞时有心搏脱漏,Ⅰ型者第一心音逐渐减弱,Ⅱ型者第一心音强度恒定;三度房室传导阻滞时心室率慢而规则,第一心音强弱不等。

（三）心电图的特征

1.一度房室传导阻滞

(1)PR 间期延长,成年人大于 0.20 秒。

(2)每个 P 波后均有 QRS 波群。

2.二度房室传导阻滞

二度Ⅰ型的心电图特征:P 波规律出现,PR 间期逐渐延长,直到 P 波下传受阻,脱漏 1 个 QRS 波群,漏搏后房室阻滞得到一定改善,PR 间期又趋缩短,之后又逐渐延长,如此周而复始地出现。二度Ⅱ型的心电图特征:表现为 PR 间期恒定,部分 P 波后没有 QRS 波群。凡连续出现两次及两次以上 QRS 波群脱漏者称为高度房室阻滞。

3.三度房室传导阻滞

(1)P 波与 QRS 波群各自独立,互不相关,呈完全性房室分离。

(2)心房率大于心室率。

(3)QRS 波群形态和时限取决于阻滞部位,如阻滞位于希氏束及其附近,心室率为每分钟 40～60 次,QRS 波群正常;如阻滞部位在希氏束分叉以下,心室率可小于每分钟 40 次,QRS 波群宽大畸形。

(四)治疗的要点

针对不同病因进行治疗。一度或二度Ⅰ型房室传导阻滞心室率不太慢者无须特殊的治疗。二度Ⅱ型或三度房室传导阻滞如心室率慢伴有明显症状或血流动力学障碍,甚至阿-斯综合征者应给予心脏起搏治疗。

七、心律失常患者的护理评估

(一)疾病史

评估患者之前出现心律失常情况,如发作时间、次数和发作时的心电图表现、起止方式及就医情况;是不是服用了抗心律失常药物,其名称、服用方法、效果、不良反应等;是不是行电复律、起搏器植入术、射频消融术及外科手术等,效果怎样。询问患者是不是有心脏本身的问题,如冠状动脉粥样硬化性心脏病、风湿性心脏病、高血压、心肌病、心衰等;是不是伴有其他系统疾病,如甲状腺功能亢进症或低下、呼吸衰竭导致的低氧血症或高碳酸血症等;是不是有全身性感染、电解质紊乱、转移到心脏的肿瘤等。

(二)身体的状况

包括患者入院时意识、精神状态、生命体征,心脏有没有扩大,心脏冲动的位置及范围。

(三)心理-社会的状况

心律失常患者有各种不舒适感觉,或有濒死感,存在焦虑、恐惧。护理人员需及时评估患者是不是存在焦虑、恐惧等负性情绪及其严重程度,以及其他的情况。

八、心律失常患者的护理措施

(一)休息与活动

评估患者心律失常类型、临床表现,与患者及家属共同制订休息、活动计划。对于无器质性心脏病的良性心律失常患者鼓励其正常工作、生活,建立健康的生活方式,保持心情舒畅,防止过度劳累。当患者出现因心律失常发作导致的胸闷、心慌、头晕等不适症状时采取高枕卧位、半卧位,尽量防止左侧卧位,因左侧卧位时患者常能感觉到心脏搏动而使不适感加重。当心律失常频繁发作,伴有头晕、晕厥或曾有跌倒病史时,应嘱患者卧床休息,防止单独外出,防止意外。当患者出现由窦性停搏、二度Ⅱ型或三度房室传导阻滞、持续性室速等严重心律失常或快速心室率引起血压下降的情况时,应卧床休息,以减少心肌耗氧量。

(二)用药的护理

严格遵医嘱按时按量给予抗心律失常药物,静脉注射时速度宜慢,静脉滴注药物时尽量用输液泵调节速度,以及观察患者的生命体征和心电图变化,密切观察药物的效果及不良反应。胺碘酮静脉用药易引起静脉炎,要选择大血管,保护血管,严密观察局部的穿刺情况,防止药液外渗。

(三)病情的观察

观察患者有没有心慌、乏力、胸闷、头晕等症状,以及心律失常发生的程度、持续时间及给日常生活带来的影响。定时测量脉搏、心律及心率,判断有没有心律失常发生。房颤患者应同时测量心率和脉率 1 分钟,观察脉搏短绌的变化,有没有晕厥,询问其诱因、发作时间及过程。进行 24 小时动态心电图监测的患者,嘱其保持日常的生活和活动,记录发病时的症状和出现的时间及当时所从事的活动,有利于发现病情、查找病因。对严重心律失常者应持续心电监护,严密监测心律、心率、心电图、生命体征、血氧饱和度变化,如发现异常要马上报告医师。安放监护电极片应注意清洁皮肤,电极放置位置应避开胸骨右缘及心前区,防止影响做心电图和紧急电复律。伴呼吸困难、发绀等缺氧表现时吸氧治疗,吸氧的流量为每分钟 2~4 升。

(四)配合抢救

对于高危患者,应留置静脉通道,备好抗心律失常药物及其他抢救药品,准备好各种抢救器材,如除颤仪、临时起搏器等。一旦发生猝死,立即配合抢救。

(五)心理的护理

为患者提供舒适、安静的环境,了解患者需求,倾听患者主诉、感受,耐心解答患者的问题,向患者介绍病情、预后,鼓励患者参与制订护理计划。合理安排护理操作的时间,保证患者休息与睡眠时间,必要时遵医嘱使用镇静药。对于使用的各种仪器要有针对性地介绍使用的目的、功能、安全性和必要性,必要时关掉仪器报警功能,减少不良刺激。

九、心律失常患者保健指南

(1)向患者及家属讲解心律失常的常见原因、诱发因素及防治知识,防止诱发因素如情绪紧张、过度劳累、急性感染、寒冷刺激、不良生活习惯,防止饱餐。指导患者注意劳逸结合,生活规律,保证充足的睡眠。低钾血症易诱发室性期前收缩或室速,应注意防止、监测与纠正。心动过缓患者防止排便时过度屏气,防止兴奋迷走神经,加重心动过缓。

(2)指导患者严格遵医嘱服药,禁止随意更改剂量、更换药物。指导患者观察药物产生的疗效和不良反应,发现异常及时看病。

(3)指导患者及家属监测脉搏的方法和心律失常发作时的应对措施。教会家属心肺复苏术,以备紧急需要时使用。对于进行电复律术、导管消融术、植入永久起搏器或外科手术后的患者要加强疾病的指导。

(4)指导患者出院后要定期随访,发现异常及时看病。

第二节　急性心衰的护理

急性心衰是指因急性心脏病变引起心排血量急剧降低而导致的组织器官灌注不足和急性淤血综合征,临床上急性左心衰竭常见,主要表现为肺水肿或心源性休克,是严重的急危重症,抢救是否及时、合理与患者的预后密切相关。急性右心衰竭即急性肺源性心脏病,主要是由大面积肺梗死所致。

一、诱因与发病机制

使心排血量急剧降低和肺静脉压突然升高的心脏结构或功能性突发异常,均可导致急性左心衰竭。

(1)急性弥漫性心肌损害引起心肌收缩力急剧下降,如急性广泛心肌梗死、急性重症心肌炎等。

(2)急性机械性阻塞引起心脏压力负荷突然加重,排血受阻,如严重的心瓣膜狭窄、心室流出道梗阻、心房内血栓或黏液瘤嵌顿、动脉主干或大分支栓塞等。

(3)急性心脏容量负荷加重,如外伤、急性心肌梗死或感染性心内膜炎等引起的心瓣膜损害穿孔、腱索断裂致瓣膜急性反流、心室乳头肌功能不全、间隔穿孔,主动脉窦动脉瘤破裂入心腔,以及静脉输血或输液过多或过快等。

(4)急性心室舒张受限,如急性大量心包积液或积血、快速异位心律等。

(5)严重的心律失常使心脏暂停排血或排血量显著减少,如心室颤动和其他严重的室性心律失常、心室暂停、显著的心动过缓等。

上述原因导致心排血量急剧减少,左心室舒张末期压迅速升高,肺静脉回流不畅,肺静脉压快速升高,肺毛细血管压随之升高,使血管内液体渗入到肺间质和肺泡内,形成急性肺水肿。在肺水肿早期可因交感神经激活使血压升高,但随着病情的持续进展,血管反应性减弱,血压将逐步下降。

二、临床的表现

急性左侧心衰主要表现为急性肺水肿。患者表现突发严重呼吸困难,呼吸频率常达每分钟30～40次,吸气时肋间隙和锁骨上窝内陷,同时频繁咳嗽,咳大量粉红色泡沫状痰。患者常取坐位,两腿下垂,极度烦躁不安、大汗淋漓、皮肤湿冷、面色灰白,极重者可因脑缺氧而致神志模糊。急性心肌梗死引起心衰者常有剧烈胸痛。

急性肺水肿早期因交感神经激活,血压可一度升高,随着病情进展,血压常下降,严重者可出现心源性休克。听诊时,两肺布满湿啰音和哮鸣音,心尖部第一心音减弱,心率加快,同时有舒张早期奔马律、肺动脉瓣第二心音亢进。

三、治疗的原则

急性左侧心衰是危重急症,应积极而迅速地抢救。

(一)吗啡

该药是治疗急性肺水肿的有效药物。吗啡可减弱中枢交感神经的兴奋,使外周静脉和小动脉扩张而减轻心脏负荷。其镇静作用可减轻患者躁动带来的额外心脏负担。5～10毫克静脉缓慢推注,于3分钟内推完,必要时每间隔15分钟重复1次,共2～3次。应用时随时准备好吗啡拮抗药。肺水肿伴颅内出血、意识障碍及慢性肺部疾病者禁用吗啡,年老体弱者应酌情减量或改为皮下或肌内注射。

(二)快速利尿

呋塞米20～40毫克静脉注射,于两分钟内推完,4小时后可重复1次,可减少血容量,扩张静脉,缓解肺水肿。注意观察并准确记录尿量,必要时导尿。

(三)血管扩张的药物

血管扩张药有硝酸甘油、硝普钠、酚妥拉明等。

(四)洋地黄类药物

该类药一般选用毛花苷 C 或毒毛花苷 K。先利尿,后强心,防止左心室、右心室排血量不均衡,加重肺淤血、肺水肿。

(五)氨茶碱

氨茶碱可解除支气管痉挛,有一定正性肌力及扩血管利尿作用,起辅助治疗的作用。

四、护理评估

(一)病史的评估

评估急性发作的诱因,了解患者既往的健康状况;评估有没有引起心衰的基础疾病,如冠状动脉粥样硬化性心脏病、风湿性心脏病、心肌病等。

(二)身体的评估

评估患者有没有急性肺水肿的体征;了解呼吸困难、端坐呼吸、频繁咳嗽、咳大量粉红色泡沫样痰是不是突发严重;有没有面色青灰,口唇发绀,大汗淋漓,皮肤湿冷;患者有没有心源性休克及意识障碍。

(三)心理-社会状况的评估

因急性发作后的窒息感,常导致患者极度烦躁不安、恐惧,应注重患者的心理反应,了解心理压力的原因;患者亲属可因患者病情急性加重感到恐惧、慌乱、不理解,也可因为长期照顾患者而身心疲惫,失落感增强。

(四)一般的辅助检查

急性发作时要积极处理,病情稳定后可行心脏三位片,心电图、超声心动图可帮助了解心脏大小及供血的情况;胸部 X 线检查可了解肺淤血情况及有没有肺部感染;无创性和有创性血流动力学测定,对心功能不全的诊断、预后、评价、治疗措施有重要意义。

五、护理诊断

(一)气体交换的受损

该护理诊断与急性肺水肿相关。

(二)恐惧

该护理诊断与突发病情加重而担心疾病预后相关。

(三)清理呼吸道没有效果

该护理诊断与呼吸道分泌物增多、咳嗽无力相关。

(四)潜在的并发症

潜在并发症为心源性休克。

六、护理的目标

(1)患者呼吸困难、咳嗽等症状减轻。

(2)患者焦虑/恐惧程度减轻,配合治疗及护理。

(3)患者呼吸道通畅,呼吸道分泌物减少并能咳出。

(4)患者得到及时治疗与处理,血流动力学稳定。

七、护理的措施

(一)心理的护理

急性心衰时患者会有濒死感,有些人会因此失去信心,拒绝与医护人员合作。护理人员要态度和蔼,技术娴熟,从容镇定,给予患者安慰、鼓励,增强其信任感。允许并倾听患者表达对死亡的恐惧,劝说家属保持冷静,防止给患者造成不良的刺激,减轻焦虑、恐惧。对于过度紧张、焦虑的患者,遵医嘱给予镇静药。

(二)调整患者的体位

取坐位或半卧位,双腿下垂,也可用止血带四肢轮扎,减少静脉回流。根据需要为患者提供倚靠物如枕头等,节省其体力。加床挡防止患者坠床。

(三)吸氧的护理

遵医嘱高流量每分钟 6~8 升吸氧,湿化瓶内加入 25%~50%的酒精,降低肺泡内泡沫表面张力,改善通气功能。必要时给予麻醉剂加压吸氧或双水平气道正压通气,注意观察患者的二氧化碳潴留情况。对已经出现严重低氧血症合并二氧化碳潴留时行有创通气。

(四)生命体征的监测

对患者进行心电、呼吸、血压等监护,详细记录,测量脉率时注意脉律,同时测心率和心律,观察患者有没有缺氧所致的意识障碍、思维紊乱,做好用药护理。判断呼吸困难程度,观察咳嗽情况、痰的量及颜色。观察患者皮肤颜色,注意患者意识变化。定时翻身、叩背,辅助排痰。

第三节　慢性心衰的护理

慢性心衰也称慢性充血性心衰,是大多数心血管疾病的最终归宿,也是死亡的主要原因。在西方国家,心衰的基础心脏病构成以高血压、冠心病为主,我国过去以心瓣膜病为主,近年来高血压、冠心病所占比例呈明显的上升趋势。

一、诱因与发病机制

(一)诱因

心衰往往由一些增加心脏负荷的因素所诱发。常见诱发因素有以下几点。

1.感染

呼吸道感染最常见,其他感染如风湿活动、感染性心内膜炎、泌尿系统感染和各种变态反应性炎症等也可诱发心衰。感染可直接造成心肌损害,也可因其导致发热、代谢亢进和窦性心动过速等,增加心脏负荷。

2.心律失常

各种类型的快速性心律失常可导致心排血量下降,增加心肌耗氧量,诱发或加重心肌缺血,其中,心房颤动是器质性心脏病最常见的心律失常之一,也是心衰重要的诱发因素。严重缓慢性心律失常可直接降低心排血量,诱发心衰。

3.血容量的增多

饮食过度、摄入钠盐过多、输入液体过快、短期内输入液体过多等可诱发心衰。

4.过度体力活动或情绪的激动

体力活动、情绪激动和气候变化等可增加心脏负荷,诱发心衰。

5.贫血或出血

慢性贫血可致心排血量和心脏负荷增加,同时血红蛋白摄氧量减少,使心肌缺血、缺氧甚至坏死,导致贫血性心脏病。大量出血使血容量减少,回心血量、心排血量降低,使心肌供血量减少、反射性心率加快,心肌耗氧量增加,导致心肌严重缺血、缺氧,诱发心衰。

6.其他的因素

妊娠和分娩;肺栓塞;治疗方法不当,如洋地黄类药物过量或不足,不恰当地停用降压药等;原有心脏病变加重或并发其他疾病,如心肌缺血进展为心肌梗死、风湿性心瓣膜病、风湿活动合并甲状腺功能亢进症等。

(二)发病的机制

慢性心衰发病机制非常复杂,当基础心脏病损及心功能时,机体首先发生多种代偿机制。这些代偿机制可使心功能在一定时间内维持在相对正常的水平,也有其负性效应。各种不同机制相互作用衍生出更多反应,时间长了发生失代偿。

1.代偿的机制

当心肌收缩力减弱时,为了保证正常的心排血量,机体通过以下机制进行代偿。

(1)Frank-Starling 机制:增加心脏的前负荷,使回心血量增多,心室舒张末期容积增加,从而增加心排血量及提高心脏做功量。心室舒张末期容积增加,意味着心室扩张,舒张末压力也增加,相应的心房压、静脉压也升高。当左心室舒张末压大于 18 毫米汞柱时,出现肺充血的症状和体征。

(2)心肌的肥厚:当心脏的后负荷增加时,常以心肌肥厚为主要的代偿机制,心肌收缩力增强,克服后负荷阻力,使心排血量在相当长时间内维持正常。心肌肥厚以心肌细胞增大为主,心肌细胞数增多不明显,细胞核和作为供给能源的线粒体也增大和增多,但程度和速度均落后于心肌细胞的增大,心肌从整体上显得能源不足,继续发展终至心肌细胞死亡。

(3)神经体液的代偿机制:一是交感神经兴奋性增强。心衰患者血中去甲肾上腺素水平升高,其作用于心肌肾上腺素能受体,增强心肌收缩力并提高心率,以增加心排血量,但心率加快,使心肌耗氧增加。此外,去甲肾上腺素对心肌有直接毒性作用,使心肌细胞凋亡,参与心脏重塑过程。二是肾素-血管紧张素系统激活。心排血量减少,肾血流量随之降低,RAAS 被激活。

2.心衰时各种体液因子的改变

(1)心钠肽和脑钠肽:心衰时心钠肽和脑钠肽分泌均增加,其升高的程度与心衰的严重程度呈正相关。

(2)精氨酸加压素:心衰时,心房牵张受体的敏感性下降,使精氨酸加压素的释放不能受到相应的抑制,血浆精氨酸加压素水平升高。

3.内皮素

内皮素是由血管内皮释放的肽类物质,有收缩血管的作用。内皮素还可导致细胞肥大增生,参与心脏重塑过程。

4.心肌损害与心室的重塑

原发性心肌损害和心脏负荷过重使心脏功能受损,可导致心室扩大或心室肥厚等各种代偿性变化。在心腔扩大、心肌肥厚的过程中,心肌细胞、胞外基质、胶原纤维网等均有相应的变化,即心室重塑的过程。研究表明,心衰发生的基本机制是心室重塑。

二、临床表现

(一)左心衰竭

其主要表现为心排血量低、肺循环淤血的综合征。

1.症状

(1)呼吸困难:劳力性呼吸困难是左心衰竭最早出现的症状,开始多发生在较重体力活动时,休息后可缓解,病情进展后,轻微体力活动时也可出现,有的患者还可出现夜间阵发性呼吸困难,是左心衰竭的典型表现。严重时出现端坐呼吸、心源性哮喘、急性肺水肿。患者采取的坐位越高说明左心衰竭越严重,可由此估计左心衰竭严重程度。

(2)咳嗽、咳痰、咯血:咳嗽是较早出现的症状,在夜晚常发生,患者坐起或站立时可减轻或消失,咳白色泡沫痰,有时痰中带血丝,当肺淤血明显加重或肺水肿时,可咳粉红色泡沫样痰。

(3)低心排血量症状:头晕、乏力、心慌及尿少等,其主要原因是心、脑、肾、骨骼肌等脏器组织血灌注不足。

2.体征

呼吸加快、血压升高、心率加快,有交替脉,多数患者左心室增大。心尖部可闻及舒张期奔马律,肺动脉瓣区第二心音亢进。两肺底可闻及细湿啰音。原有瓣膜病变可闻及杂音及原有心脏病的体征。

(二)右心衰竭

其表现为体循环淤血的综合征。

1.症状

患者有食欲缺乏、恶心、呕吐、右上腹痛、腹泻及夜尿等症状,是由各脏器慢性持续性淤血所致。

2.体征

(1)患者颈静脉充盈、怒张,肝颈静脉反流征阳性。

(2)肝脏肿大伴有上腹部饱胀不适及明显的压痛,可出现黄疸和血清转氨酶水平升高,晚期出现心源性的肝硬化。

（3）双下肢及腰骶部水肿，严重的全身水肿，伴有胸腔积液、腹腔积液。

（4）其他：胸骨左缘第 3～4 肋间，能闻及舒张期奔马律。右心室增大或全心增大时心浊音界向两侧扩大。三尖瓣区可闻及收缩期吹风样杂音。

（三）全心衰竭

此时左心衰竭、右心衰竭的临床表现同时存在。右心衰竭时右心排血量减少，能减轻肺淤血和肺水肿，所以左心衰竭的症状和体征有所减轻。

心功能分级正确评价患者心功能，对于判断病情轻重和指导患者活动量有重要意义。根据患者的临床症状和活动受限制的程度可将心功能分为四级。

1.Ⅰ级

体力活动不受限制。日常活动不引起心慌、乏力、呼吸困难等症状。

2.Ⅱ级

体力活动轻度受限。休息时没有症状，日常活动即可引起以上症状，休息后很快缓解。

3.Ⅲ级

体力活动明显受限。休息时没有症状，轻于日常活动即可引起以上症状，休息较长时间后症状可缓解。

4.Ⅳ级

不能进行任何的活动。休息时也有症状，稍微活动后就加重。

三、辅助检查

（1）心电图的检查。

（2）X 线胸片及影像学的检查。

（3）超声心动图的检查。

（4）实验室的检查：动脉血气分析、血常规、生化和心肌酶学。

（5）放射性核素心室造影的检查。

（6）创伤性血流动力学的检查。

四、治疗的原则与方法

（一）治疗的原则及目的

慢性心衰的短期治疗如纠正血流动力学异常、缓解症状，并不能降低患者死亡率，改善长期预后。所以，治疗心衰要从长计议，采取综合措施，包括病因治疗、调节心衰代偿机制，以及减少其负面效应如拮抗神经体液因子的过分激活等，既要改善症状，又要达到以下目的：提高运动耐量，提高生活质量；阻止或延迟心室重构，防止心肌损害进一步加重；延长寿命，降低死亡率。

（二）治疗的方法

1.病因的治疗

（1）治疗病因：大多数的心衰的病因都有针对性治疗方法，如控制高血压、改善冠心病心肌缺血、手术治疗心瓣膜病以及纠治先天畸形等。病因治疗的最大障碍是发现和治疗太晚，很多患者常满足于短期治疗缓解症状而拖延时间，最终发展为严重心衰，失去最佳治疗机会。

（2）消除诱因：感染为最常见的诱因，尤其是呼吸道感染，应积极选用抗生素治疗；对于发热持续一周以上者应警惕感染性心内膜炎。心律失常，尤其是心房颤动，是诱发心衰的常见原因，对于心室率很快的心房颤动，若不能及时复律，应尽快控制心室率。潜在的甲状腺功能亢进症、贫血等也可能是心衰加重的原因，应注意判断和纠正。

2.一般的治疗

（1）休息和镇静：包括控制体力和心理活动，必要时可给予镇静剂，保证休息，但对严重心衰患者应慎用镇静剂。休息可减轻心脏的负荷，减慢心率，增加冠状动脉供血量，改善心功能。长期卧床易形成下肢静脉血栓，导致肺栓塞，也使消化、吸收功能减弱，肌肉萎缩。

（2）控制钠盐的摄入：心衰患者体内水钠潴留，血容量增加，所以，减少钠盐摄入，可减轻水肿症状，降低心脏的负荷，改善心脏功能。应用强效排钠利尿剂时注意过分限盐会导致低钠血症。

3.药物的治疗

（1）利尿剂是治疗慢性心衰的基本药物，对有液体潴留证据或原有液体潴留的所有心衰患者，均应给予利尿剂。利尿剂可通过排钠、排水减轻心脏容量负荷，改善心脏功能，对缓解淤血症状和减轻水肿有很好的效果。

（2）血管紧张素转换酶（ACE）抑制剂是治疗慢性心衰的基本药物，可用于所有左心功能不全者。其主要作用机制是抑制 RAS 系统，包括循环 RAS 和心脏组织中的 RAS，具有扩张血管、抑制交感神经活性以及改善和延迟心室重构等作用；同时，ACE 抑制剂还可抑制缓激肽降解，使具有血管扩张作用的前列腺素生成增多，并有抗组织增生作用。ACE 抑制剂也可明显改善远期预后，降低死亡率。所以，及早开始应用 ACE 抑制剂进行干预，对慢性心衰的治疗具有重要作用。ACE 抑制剂种类很多，临床常用的 ACE 抑制剂有卡托普利、依那普利等。

（3）增加心排出量的药物如下所述。

1）洋地黄类正性肌力药物：通过抑制心肌细胞膜上的 Na^+-K^+-ATP 酶，使细胞内 Na^+ 浓度升高，K^+ 浓度降低；同时 Na^+ 与 Ca^{2+} 进行交换，又使细胞内 Ca^{2+} 浓度升高，导致心肌收缩力增强，增加心脏每搏血量，从而使心脏收缩末期残余血量减少，舒张末期压力下降，以缓解各器官淤血，增加尿量。一般治疗剂量下，洋地黄类药物可抑制心脏传导系统，对房室交界区的抑制量最为明显，可减慢窦性心律，减慢心房扑动或颤动时的心室率；但大剂量时可提高心房、交界区及心脏的自律性，当血钾过低时，更易发生各种快速性心衰。洋地黄制剂每天 0.25 毫克，适用于中度心衰的维持治疗，但对 70 岁以上或肾功能不良患者宜减量。毛花苷 C 为静脉注射用制剂，适用于急性心衰或慢性心衰加重时，特别适用于心衰伴快速心房颤动者。注射后十分钟起效，1～2 小时达到高峰。用量为 0.2～0.4 毫克/次，稀释后静脉注射。

2）非洋地黄类正性肌力的药物：多巴胺和多巴酚丁胺只能短期静脉应用；米力农对改善心衰的症状效果较好，但大型前瞻性研究和其他相关研究均证明，长期应用该类药物治疗重症慢性心衰，其死亡率较不用者更高。

（4）β受体阻滞剂可对抗心衰代偿机制中的"交感神经活性增强"这一重要环节，对心肌产生保护作用，可明显提高其运动耐量，降低死亡率。β受体阻滞剂主要用于 NYHA 心功能Ⅱ级或Ⅲ级、LVEF 小于 40%，但病情稳定的所有慢性收缩性心衰患者，但应在 ACE 抑制剂和利尿剂的基础上应用；同时，因其具有负性肌力作用，用药时仍应十分慎重。待病情稳定后，一般从小量开始用起，根据治疗反应每隔 2～4 周增加 1 次剂量，直达最大耐受量，适量长期维持。症状改善常在用药后

2~3个月出现。长期应用时防止突然停药。临床的常用制剂有：①选择性 β_1 受体阻滞剂，没有血管扩张作用，如美托洛尔初始剂量每天 12.5 毫克，比索洛尔初始剂量每天 1.25 毫克；②非选择性 β 受体阻滞剂，如卡维地洛属第 3 代 β 受体阻滞剂，可全面阻滞 α_1、β_1 和 β_2 受体，同时具有扩血管作用，初始剂量 3.125 毫克，每天两次。β 受体阻滞剂的禁忌证为支气管痉挛性疾病、心动过缓以及二度或二度以上房室传导阻滞，安装心脏起搏器者除外。

(5)血管扩张剂的应用。心衰时，由于各种代偿机制的作用，使周围循环阻力增加，心脏的前负荷也增大。扩张血管治疗，可减轻心脏前负荷、后负荷，改善心衰的症状。所以，心衰时，考虑应用小静脉扩张剂如硝酸异山梨酯，阻断 α_1 受体的小动脉扩张剂如肼屈嗪，以及均衡扩张小动脉和小静脉的制剂如硝普钠等静脉滴注。

五、护理评估

(一)病史的评估

详细询问患者起病情况，了解有没有感染、过度劳累、情绪激动等诱因；有没有活动后心慌、气促或休息状态下的呼吸困难，若有劳力性呼吸困难，还需了解患者产生呼吸困难的活动类型和轻重程度，如步行、爬楼、洗澡等，以帮助判断患者的心功能；询问患者有没有咳嗽、咳痰，有没有夜间性阵发呼吸困难。对于右心衰竭的患者，应注意了解患者是不是有食欲不佳、腹胀、体重增长及身体低垂部位水肿等情况。了解患者既往的健康状况，评估有没有引起心衰的基础疾病，如冠心病、风湿性心脏病、心肌病等。

(二)身体的评估

1.左心衰的评估

评估患者有没有活动后出现心慌、气促，有没有夜间阵发性呼吸困难，有没有咳嗽、咳痰、咯血等症状；了解患者有没有心脏扩大及心脏杂音。注意患者心理的反应，了解患者产生心理压力的具体原因。

2.右心衰的评估

了解患者有没有上腹部不适和食欲缺乏等右心衰竭的早期表现；评估有没有肝大、水肿、腹腔积液等特征。

3.全心衰的评估

了解患者有没有左心衰竭和右心衰竭的症状、体征；心衰的基础疾病、扩张型心肌病及各种心脏病的晚期往往出现全心衰表现。

(三)日常的生活型态

了解患者饮食习惯，是不是爱吃咸、腊制品及发酵食品，是不是吸烟、嗜酒、喝浓茶、喝咖啡等；了解患者睡眠及排便情况，是不是有便秘；评估患者日常活动情况，是不是活动过度导致心衰。

(四)心理-社会的评估

长期疾病的折磨和心衰反复出现，使患者生活能力降低，生活上需要他人照顾，反复住院治疗造成经济负担，常使患者陷于焦虑不安、内疚及恐惧之中；家属也会因长期照顾患者而感到身心疲惫。

六、护理诊断

(一)气体的交换受损

该护理诊断与左心衰致肺循环淤血相关。

(二)体液过多

该护理诊断与右心衰致体循环淤血、水钠潴留相关。

(三)活动没有耐力

该护理诊断与心脏排血量下降相关。

(四)潜在的并发症

潜在并发症为洋地黄中毒。

七、护理的目标

(1)患者呼吸困难、咳嗽等症状明显减轻,发绀消失,血气指标达到正常的范围。

(2)胸、腹腔积液及水肿减轻或消失。

(3)患者能知道限制最大活动量的指征,根据计划活动,主诉活动耐力增强。

(4)患者能说出洋地黄中毒的表现,能及时发现和控制中毒。

八、护理措施

(一)一般的护理

1.休息与活动

休息是减轻心脏负荷的重要方法,包括体力休息、精神放松、充足睡眠。应根据患者心功能分级及患者基本状况来决定当日的活动量。

(1)Ⅰ级:不限制一般的体力活动,积极参加体育锻炼,但要防止剧烈运动和重体力劳动。

(2)Ⅱ级:适当限制体力活动,增加午休,强调下午多休息,不影响轻体力工作和家务劳动。

(3)Ⅲ级:严格限制一般性体力活动,每天有充分休息时间,日常生活可自理或在他人辅助下自理。

(4)Ⅳ级:绝对卧床休息,生活由他人照顾。可在床上做肢体被动运动,轻微屈伸运动和翻身,逐步过渡到坐或下床活动。鼓励患者不要延长卧床时间,当病情好转后,应尽早做适量活动,长期卧床易致形成血栓、肺栓塞、便秘、虚弱、直立性低血压。

2.饮食的护理

低盐、低脂、低热量、高蛋白、高维生素、清淡易消化饮食,少食多餐。一是限制食盐及含钠食物:Ⅰ度心衰患者每天钠摄入量应限制在 2 克,Ⅱ度心衰患者每天钠摄入量应限制在 1 克,Ⅲ度心衰患者每天钠摄入量应限制在 0.4 克。但应注意在用强效利尿剂时,可放宽限制,防止发生电解质紊乱。二是限制饮水量,高度水肿或伴有腹腔积液者,限制饮水量,24 小时饮水量不超过 800 毫升,尽量安排在白天饮水,防止大量饮水,增加心脏的负担。

3.排便的护理

指导患者养成按时排便习惯,防止便秘。排便时切忌过度用力,防止增加心脏的负担,诱发严重的心律失常。

（二）对症护理及病情观察的护理

1.呼吸困难的护理

（1）休息与体位：让患者取半卧位或端坐卧位安静休息，鼓励患者多翻身、咳嗽，尽量做缓慢而深的呼吸。

（2）根据缺氧程度及病情选择氧流量吸氧。

（3）遵医嘱给予强心、利尿、扩血管药物，注意观察药物作用及不良反应，如血管扩张剂可致头痛及血压下降等；血管紧张素转换酶抑制剂的不良反应有直立性低血压、咳嗽等。

（4）应该观察患者的呼吸困难程度、发绀情况、肺部啰音的变化，血气分析和血氧饱和度等，以判断药物疗效和病情进展。

2.水肿的护理

（1）观察水肿的消长程度，每天测量体重，准确记录出入液体量，适当控制液体摄入量。

（2）限制钠盐的摄入，每天食盐摄入量不高于 5 克，服利尿剂者可适当放宽。限制含钠高的食品、饮料和调味品，如发酵面食、糖果、腌制品、啤酒、汽水等。

（3）加强皮肤的护理，辅助患者经常更换体位，嘱患者穿质地柔软的衣服，经常按摩骨隆突处，防止压疮。

（4）遵医嘱正确使用利尿剂，密切观察其不良反应，主要为水电解质紊乱。利尿剂的应用时间选择早晨或日间为宜，防止夜间排尿过频而影响患者的休息。

（三）用药的观察与护理

1.利尿剂

电解质紊乱是利尿剂最易出现的不良反应，注意严密观察。氢氯噻嗪类排钾利尿剂，作用于肾远曲小管，抑制 Na^+ 的重吸收，并可通过 Na^+-K^+ 交换机制降低 K^+ 的吸收，易出现低钾血症，应监测血钾浓度，给予含钾的丰富食物，遵医嘱及时补钾；氨苯蝶啶直接作用于肾远曲小管远端，排钠保钾，利尿作用不强，常与排钾利尿剂合用，起保钾作用。出现高钾血症时，遵医嘱停用保钾利尿剂，嘱其禁食高钾食物，观察心电监护的变化，必要时予胰岛素等紧急降钾处理。

2.ACE 抑制剂

ACE 抑制剂的不良反应有低血压、肾功能一过性恶化、高钾血症、干咳、血管神经性水肿以及少见的皮疹、味觉异常等。有威胁生命的不良反应（血管性水肿和无尿性肾衰竭）、妊娠期女性和对该类药物过敏者禁用，双侧肾动脉狭窄、血肌酐水平明显升高、高钾血症或不能耐受该药者也不宜应用本类药物。

3.洋地黄类的药物

加强心肌收缩力，减慢心率，改善心功能不全患者血流动力学的变化。其用药安全范围小，易发生中毒反应。

（1）严格按照医嘱给药，教会患者服地高辛时应自测脉搏，如脉搏小于 1 分钟 60 次或节律不规则应暂停服药，告诉主治医师；毛花苷 C 或毒毛花苷 K 静脉给药时要稀释后缓慢静脉注射，同时监测心率、心电图等的变化。

（2）密切观察洋地黄中毒的表现，洋地黄中毒最重要的反应是出现各种类型的心律失常，是由心肌兴奋性过强和传导系统传导阻滞所致,最常见的为室性期前收缩、非阵发性交界区心动过速、房性期前收缩、心房颤动以及房室传导阻滞;快速房性心律失常伴房室传导阻滞是洋地黄中毒的特征性表现。洋地黄可引起心电图 ST-T 改变,但不能根据这个诊断为洋地黄中毒。消化道症状:食欲减退、恶心、呕吐等,需与心衰本身或其他药物所引起的胃肠道反应相鉴别。神经系统症状:头晕、头痛、精神改变等。视觉改变:视物不清、黄视、绿视等。测定血药浓度有助于洋地黄中毒的诊断。

(3)洋地黄中毒的处理:发生中毒后应立即停用洋地黄类药物及排钾利尿剂。单发室性期前收缩、一度房室传导阻滞等在停药后常自行消失。对于快速性心律失常患者,若血钾浓度低则静脉补钾,如血钾不低可用利多卡因或苯妥英钠;有传导阻滞及缓慢性心律失常者,可用阿托品皮下注射或静脉注射,必要时安置临时心脏起搏器。

4.β受体阻滞剂

必须从极小剂量开始逐渐加大剂量,每次剂量增加的时间梯度不宜少于 5 天,严密监测血压、体重、脉搏及心率变化,防止出现传导阻滞和心衰加重。

5.血管扩张剂

(1)硝普钠:用药过程中严密监测血压的变化,根据血压来调节滴速,一般剂量为 0.5～3 μg/(kg·min),连续用药不超过 7 天,嘱患者不要自行调节滴速,体位改变时动作宜缓慢,防止直立性低血压发生;注意避光,现配现用,液体配制后无论是否用完,均需 6～8 小时更换;长期用药者,要监测血氰化物浓度,防止氰化物中毒,临床用药过程中发现老年人易出现精神方面的症状,要引起重视。

(2)硝酸甘油:用药过程中可出现头胀、头疼、面色潮红、心率加快等不良反应,改变体位时易出现直立性低血压。用药时从小剂量开始,严格控制输液速度,做好宣传教育工作,取得配合。

(四)心理的护理

(1)护士自身应具备良好心理素质,沉着、冷静,用积极乐观的态度影响患者及家属,使患者增强战胜疾病的信心。

(2)建立良好的护患关系,关心体贴患者,简要解释使用监测设备的必要性及作用,得到患者的信任。

(3)对患者及家属进行健康宣教,指导其严格遵医嘱服药、不随意增减或撤换药物,如出现中毒反应,应立即就诊。

第四节　急性冠脉综合征的护理

急性冠脉综合征是冠状动脉完全或不完全性阻塞所致的一组临床综合征,是内科临床常见的急危重症之一。急性冠脉综合征起病突然、病情重,是导致猝死最重要的原因。该病若能得到及时的诊断和正确处理,能挽救患者的生命。

(一)分类

包括不稳定型心绞痛(UA)、急性心肌梗死和猝死,其中急性心肌梗死又分为 ST 段抬高型急性心肌梗死(STEMI)和非 ST 段抬高型急性心肌梗死(NSTEMI)。

(二)病理生理机制

研究显示,急性冠脉综合征是由于动脉粥样斑块不稳定、表面有裂纹、溃疡和血管痉挛,粥样斑块急性破裂,释放大量的促凝物质,通过内源性和外源性凝血途径,导致形成血栓,最终引起冠状动脉不完全或完全闭塞,使心肌发生不同程度缺血或坏死的一组临床综合征。

(三)临床的表现

1.胸痛

胸痛是最先出现与最突出的症状。急性心肌梗死通常呈剧烈的胸骨后或左胸部压榨性疼痛或紧迫、烧灼感,向左上臂、颌部、背部或肩部放射,有濒死感。持续时间长,休息或含化硝酸甘油不能缓解。部分患者疼痛部位不典型,有少数患者没有出现疼痛,一开始即表现为休克或急性心衰。UA 胸痛程度相对较轻,持续时间一般为数分钟至十余分钟,不超过半小时,休息或含化硝酸甘油可缓解。

2.心律失常

心律失常多发生在急性心肌梗死起病的 2 周内,尤其是在 24 小时内多见,是猝死的主要原因。UA 也可引起不同类型心律失常。

3.低血压、休克

收缩压小于 90 毫米汞柱,或原有高血压者血压下降超过 1/4,有烦躁不安、面色苍白、皮肤湿冷、尿量减少,迟钝,甚至昏厥等休克表现。

4.心衰

出现呼吸困难、咳嗽、咳粉红色泡沫样痰、发绀、烦躁等症状,严重者可发生肺水肿。右心室 AMI 者可一开始就出现右心衰竭的表现,伴有血压下降。

5.全身的症状

发作时出现表情焦虑或烦躁、恐惧、皮肤冷或出冷汗、呼吸困难及呃逆等症状。发热,体温一般在 38 ℃,持续大概 1 周。

(四)急性冠脉综合征的诊断

1.AMI 的诊断标准

必须至少具备下列三条标准中的两条。

(1)缺血性胸痛的临床病史。

(2)心电图动态演变:NSTEMI 有普遍的(超过三个导联)显著的 ST 段下移大于 1 毫米,持续时间超过 24 小时;STEMI 有 T 波高耸、ST 段弓背上抬,坏死性 Q 波。

(3)血清心肌坏死标志物浓度的动态改变:肌钙蛋白 I 或 T、肌酸激酶同工酶 CK-MB 升高并有动态变化。

2.UA 的诊断标准

有缺血性胸痛的临床病史,发作时心电图有动态缺血改变,但血清心肌坏死标志物不升高。

(五)处理治疗的原则

强调加强院前就地处理。挽救濒死心肌,防止梗死面积扩大,缩小心肌缺血范围,迅速改善紧急症状,及时处理严重心律失常、泵衰竭和各种并发症,防止猝死。

1.院前的急救

当现场有室颤发生时迅速除颤;帮助患者安全、迅速地转运到医院,以便尽早开始再灌注治疗;UA 患者及时处置,防止进一步发展为急性心肌梗死。

2.监护和一般的处理

及时建立静脉输液通道,心电监护。吸氧,1 分钟 3~5 升。使患者安静、绝对休息。

3.镇痛的处理

阿片类镇痛药如吗啡、硝酸甘油,β 受体阻断剂如美托洛尔、艾司洛尔。

4.急性心肌梗死的再灌注治疗

早期开通闭塞的冠状动脉,使缺血心肌重新得到血流称为再灌注治疗,包括经静脉溶栓治疗、针对梗死相关动脉的冠状动脉介入治疗。

5.抗血小板的治疗

该类药物有阿司匹林、氯吡格雷、新型血小板膜糖蛋白Ⅱb/Ⅲa 受体拮抗剂(国内临床常用的是替罗非班,对接受 PCI 的患者有较好的疗效)。阿司匹林对各种类型急性冠脉综合征均有效。

6.抗凝的治疗

对于 STEMI,肝素是溶栓治疗的辅助用药;低分子肝素或普通肝素是 UA 和 NSTEMI 治疗的核心药物之一。

7.血管紧张素转换酶抑制剂

有助于改善 AMI 后的心室重构,降低急性心肌梗死的病死率和充血性心衰的发生,还能稳定冠脉斑块,治疗 UA。

8.他汀类药物

他汀类药物除有降低血胆固醇、低密度脂蛋白等作用外,还有稳定斑块、改善血管内皮功能的作用,应早期应用、长期应用。

9.硝酸酯类药物

硝酸酯类药物是治疗急性心肌缺血常用的药物,能有效缓解胸痛。

(六)急性冠脉综合征的护理

1.护理的目标

(1)使患者迅速进入诊断、治疗的程序,提高抢救的成功率,挽救患者的生命。

(2)减轻不适的症状,如濒死感、疼痛、呼吸困难。

(3)增加患者的舒适感,如排泄、洗漱、身体清洁。

(4)帮助患者适应监护室环境,缓解心理压力。

(5)帮助患者及家属了解疾病,掌握自护的知识,为患者回归正常的生活做准备。

2.护理的措施

(1)院前急救的护理配合:院前急救需要环境安静,防止情绪激动和不良刺激。出诊护士要对家属做好解释工作,防止他们叫喊和紧张情绪加重患者恐惧。给氧,初步评价生命体征。着重监护患者心电变化,出现室速或室颤时,立即体外电除颤,可明显降低急性心肌梗死死亡率。研究显示,急性心肌梗死死亡者中约一半的患者在发病后 1 小时内于院外猝死,死因主要是可救治的致命性心律失常。建立静脉通道,用留置针接三通接头,确保静脉通道的通畅。安抚患者,配合医师做初步处理,迅速转运患者。对诊断明确的患者立即给予阿司匹林 300 毫克,嚼服。

(2)接诊:充分理解和实践急性冠脉综合征抢救中"时间就是心肌,时间就是生命"的理念。一旦接诊,要迅速明确分工,各负其责且紧密配合。将患者安置到可移动硬板床上,监护设备连接到位,十分钟内完成描记 18 导联心电图,建立有效的静脉通道。使心脏除颤器处于备用状态。启动特别记录单,建立程序化记录单,逐项查对,防止忙乱中遗漏重要的事项。护士应具备迅速判断评估急性冠脉综合征患者危险度分层的能力。早期做出危险度分层,可以确定正确的救治方案,提供适当的监护和护理干预,降低病死率。高度危险患者:休息时有自发性心绞痛伴有 ST 段下移和(或)心肌缺血损伤的血清标志物浓度升高;有自发性心绞痛伴有血流动力学的不稳定性、心衰或左室射血分数小于 40%;以往有 PCI 或冠状动脉旁路移植术等血运重建史者。中度危险患者:过去 2 周内有 CCS 心绞痛分级Ⅲ、Ⅳ级心绞痛者;伴有糖尿病的患者;有胸部不适或胸痛且有 5 个以上导联 T 波深倒置者。低度危险患者:症状不典型或症状反复发作,心绞痛分级Ⅰ、Ⅱ级患者;心电图正常或非特异性的改变,T 波倒置但没有 ST 段下移,CK-MB 或肌钙蛋白阴性者。

(3)病情的观察:持续的监护,观察患者的心率、心律、血压、呼吸等生命体征,观察血氧饱和度、中心静脉压等变化,及时发现异常情况,以赢得宝贵的抢救时间。室颤是急性心肌梗死 24 小时之内的重要死因,在冠状动脉阻塞后 4 小时以内发生率最高,之后明显下降。室颤发生后实施电除颤时间的早晚是抢救能否成功的决定因素,在发生 1 分钟内除颤,患者存活率可达 90%,5 分钟后则下降到 50%左右,超过 12 分钟则只有极少数可存活。护士必须敏锐观察和识别室颤及室颤前的警告性心律失常,如室速、频发的室性早搏、"RonT"的室性早搏等,一旦发现立即除颤,及时告知医师进入复苏的程序。

心律失常类型与心肌缺血或者梗死部位相关,护士在观察时要有预见性。前壁急性心肌梗死以窦性心动过速、室性心律失常常见,下壁急性心肌梗死以窦性心动过缓、房室传导阻滞、束支传导阻滞等缓慢性心律失常多见。

出现血压升高或降低,立即复测,同时观察患者的一般情况及心电情况,有异常及时通知医师处理。UA 患者疼痛期中血压升高常见,常伴有心率加快,如不及时控制可加重病情,遵医嘱给予硝酸甘油等,缓解心肌缺血后,血压、心率即可恢复正常。急性心肌梗死早期血压下降较常见,但未必是休克,应结合其他血流动力学指标、末梢情况、尿量等综合判断。心源性休克在急性心肌梗死起病后数小时至一周发生,大面积的急性心肌梗死如急性广泛前壁心肌梗死、下壁+右室壁心肌梗死容易发生,患者有低血压、呼吸困难、皮肤湿冷、中心静脉压升高等表现。

严密观察患者的呼吸状况,包括呼吸频率、深浅、规律、血氧饱和度等指标。发现患者有刺激性咳嗽、呼吸不畅、紧张不安、试图坐起等急性左心衰竭的早期表现,立即报告医师处理,此时治疗的疗效好、风险低;出现呼吸急促费力、不能平卧、哮鸣音、发绀、粉红色的泡沫样痰等急性左心衰竭肺水肿的表现,立即配合医师抢救。

患者一般没有发热,发生急性心肌梗死后 2~7 天可有发热,体温一般为 37.2~38.5 ℃,为吸收热,一般可以自限。可用温水擦浴等方法降温,如果体温异常升高,增加耗氧量,对限制梗死范围不利,及时通知医师处理,注意防止合并感染或院内的感染。

(4)帮助患者缓解身体的疼痛:胸痛是急性冠脉综合征患者的主要症状。除了遵医嘱使用抗心绞痛的药物外,护士通过安抚、鼓励患者,使其情绪稳定放松,对减轻焦虑、缓解疼痛有重要帮助。患者胸痛过程中要密切监护心电和生命体征,经常询问胸痛有没有缓解或加重,帮助判断病情和疗效。①镇痛剂最常选用吗啡。该药静脉或皮下注射,主要不良反应有呕吐、心动过缓、呼吸抑制等。记录用药时间,老年患者更要注意观察,用药后要防止坠床、跌落等意外。②硝酸酯类:UA 患者给予硝酸甘油,舌下含服,给药时尽量让患者取平卧位,嘱其勿咽下,观察胸痛缓解情况;严重胸痛者硝酸甘油静脉泵入或滴注。药效个体之间差异大,需要及时调整剂量,从小剂量开始,逐步增加直到疗效满意为止,临床可以用症状缓解以及血压的变化情况来调节剂量。该类药可扩张冠脉血管,扩张全身动、静脉,降低血压,加快心率。当患者存在血容量不足时易引起低血压。用药开始后护士应密切观察血压、心率变化,出现低血压及时减慢滴速,使患者取平卧位,报告医师处理。③β受体阻断剂:常用药有美托洛尔、艾司洛尔。心肌梗死最初几小时内应用可以限制梗死面积,并能缓解疼痛。美托洛尔 5 毫克,静脉注射,总量可达 15 毫克。用药时护士应注意有没有低血压、心动过缓、心衰加重等不良反应。

(5)吸氧的护理:急性心肌梗死后,所有患者均应持续吸氧 24 小时,以纠正肺淤血和通气/血流比例失调导致的动脉血氧张力降低,防止心律失常,改善心肌缺血、缺氧,对减轻胸痛也有裨益。24 小时后除非患者有低氧血症应继续吸氧外,未发现延长吸氧有更大的益处。UA 发作期也可以吸氧,一般是用鼻导管法,严重缺氧用面罩吸氧或气管插管、机械通气。

(6)静脉溶栓治疗的护理:缩短患者从看病到开始溶栓时间是提高溶栓疗效的关键,梗死相关动脉开通率与静脉溶栓开始时间明显相关。一般要求从看病到开始溶栓时间在半个小时内。护士必须熟悉静脉溶栓的流程和相关知识,快速完成溶栓前一系列的预备工作。熟悉病情观察和监护内容,密切观察病情,提高护理预见性,完成各项配合。

溶栓前的护理配合:①准备床单位、微量泵、心电图机、除颤器、抢救药品,检查备用临时起搏器、起搏电极、静脉穿刺包、呼吸机及附属设施、气管插管用品、吸痰器、部分凝血活酶时间快速测定仪,检查仪器功能状态。②备好病重通知书、溶栓知情同意书和护理抢救记录单。③患者准备:稳定情绪,取得合作。平卧于硬板床,暴露双上肢及胸部。连接心电监测仪,记录 12 导联心电图,标记位置。建立两条静脉通道,预接三通,保障及时用药。抽血检查,遵医嘱给予阿司匹林和重组组织型纤溶酶原激活剂溶栓者,给予普通肝素。④遵照医嘱准备溶栓剂,配合医师按急性心肌梗死溶栓治疗参考方案实施溶栓治疗。常用溶栓剂有尿激酶、链激酶、t-PA。

溶栓过程中的护理配合:①配合护士分两组,一组负责监护、做心电图、提供一般护理,另一组负责用药、记录。②用输液泵输入溶栓药物,单位时间内溶栓药物剂量要准确无误,防止输注速度不均匀。③溶栓疗效观察:观察心电图 ST 段回落情况、胸痛程度、再灌注心律失常。溶栓开始后两小时内每 30 分钟记录心电图一次,动态观察抬高 ST 段的回落情况。胸痛程度采用主观 1～10 分评分法,疼痛最重为 10 分,依此类推,以此确定胸痛减轻程度。开始溶栓 30～60 分钟容易发生再灌注性心律失常,常见类型有室性早搏、室性心动过速、窦性心动过缓、房室分离、房室传导阻滞,严重者会发生室颤。一旦出现要密切观察,及时报告医师并做好电复律及抢救准备。④定时采集血标本:发病后 8～24 小时,每 2 小时采血一次,测 CK-MB 及 CK,动态观察心肌损伤标志物的变化趋势。采血方法是在套管针三通处采用双注射器采血法,防止反复穿刺静脉。

溶栓并发症的观察:出血是溶栓治疗的主要不良反应,应严密观察患者意识状态、瞳孔大小、肢体活动情况、神经系统体征,有没有头疼、呕吐,及时发现颅内出血征兆。观察皮肤黏膜、痰液、呕吐物、大小便有没有出血。应用链激酶时注意有没有发热、荨麻疹、皮肤潮红、关节痛及脉管炎等变态反应。出现低血压应马上通知医师。

（7）舒适护理：维护患者身心舒适。舒适是没有病痛折磨、心情愉悦、精神放松的良好体验，减轻不适是急性冠脉综合征患者最实际的护理需求。①缓解心理不适：急性心肌梗死患者入院后，因电子医疗器械、复杂治疗检查及陌生环境而感到焦虑、恐惧。这导致交感神经兴奋、儿茶酚胺分泌增加，进而血管收缩、血压上升，增加左心室负荷，心肌缺氧。患者可能出现知觉剥夺、认知障碍等精神症状。护士应降低噪声、光线强度，维护环境安静。操作有计划，按急、缓顺序集中进行。讲解监护目的和时间。多与患者交流，传递家人关心，安排探视。注意保护患者隐私，以温和、具有专业性的态度来照顾患者。对躁动不安的患者，必要时使用镇静剂。②缓解卧床不适：急性心肌梗死患者需卧床休息，护士协助患者完成活动，24 小时后允许肢体运动和自主卧位。限制性卧床导致不适，需按摩受压部位，取半卧位缓解呼吸困难，用软垫枕放松，防止下滑。适量活动预防并发症。③缓解睡眠的不适：胸痛、呼吸困难等身体不适，加上特殊的监护环境，晚间的灯光刺激等影响患者睡眠。护士要提供干净、平整的床单位，调节光线强度适宜，环境清洁没有异味，尽量保持安静，安排好夜间的监测和护理操作。必要时遵医嘱给予镇静药物。④缓解排泄不适：排泄是生理需要。急性心肌梗死患者卧床期间常发生便秘、尿潴留，排便会急剧增加心脏的负荷。造成 AMI 患者排泄问题的原因有不习惯床上排泄等。缓解措施包括：提供安全、私密的空间，按摩刺激肠蠕动，必要时遵医嘱给予缓泻剂或低压清洁灌肠，保持每天定时排便，防止排便时过度用力屏气，必要时医护人员守候。排尿困难者可用流水声刺激，留置导尿要密闭完整，防止尿路感染。⑤患者饮食护理：发病时禁食，后改流质、半流质至普通饮食，强调低脂。心衰时限盐，给予清淡易消化食物，适量蔬果，忌过热过冷流食。进餐时整理环境，保持空气清新，卧床时由护士喂食，能坐起后自助进餐。

（8）健康宣教：健康宣教是预防急性冠脉综合征及及时救治的重要护理干预。护士需掌握循证医学和循证护理结论的疾病知识，通过有计划宣教，帮助患者建立健康生活方式，做好二级防护，提高自我护理能力和生活质量，促进回归社会。①ACS 患者健康教育内容包括健康生活方式、控制危险因素、坚持用药、药物指导、硝酸甘油含服方法。②告知出院后的复诊时间、随时复诊指征及联系电话。③训练患者掌握紧急情况下自救的方法。④嘱患者外出随身带冠状动脉粥样硬化性心脏病救护卡片，以便病情突然变化时立即求助。卡片上注明患者姓名、年龄、电话、地址、曾患冠状动脉粥样硬化性心脏病的诊断、曾经救治医院，注明请求提供帮助者尽快从何处取出硝酸甘油 1 片塞入舌下，并拨打"120"急救电话。⑤急性冠脉综合征患者家庭成员的心理健康对患者康复至关重要。家庭成员承受巨大心理压力，护士需主动沟通，介绍病情和转归，指导护理方法，提供资源，帮助家庭积极应对，维持功能，促进患者康复。

第五节　原发性高血压的护理

原发性高血压是常见心血管疾病，简称高血压病，为多种心、脑血管疾病的风险因素。长期高血压可影响心、脑、肾等器官结构与功能，最终导致这些器官的功能衰竭。原发性高血压与继发性高血压不同，后者血压升高为某些疾病的临床表现，治疗原发病后血压可恢复。

一、流行病学

高血压患病率因地域、年龄、种族差异而异，发达国家高于发展中国家。调查显示我国高血压患病率逐年上升，知晓率、治疗率、控制率低，城乡差异大。

二、病因与发病机制

原发性高血压为多因素疾病，是在一定的遗传易感性基础上，多种后天环境因素综合作用的结果。遗传因素占少数，环境因素占多数。

（一）病因

1.遗传的因素

原发性高血压有较明显的家族聚集性，一半多的高血压患者可询问到有高血压家族病史。双亲均有高血压的正常血压子女，成年后发生高血压的概率更高。这些均提示该病是一种多基因遗传病，有遗传学基础或伴有遗传生化异常。

2.环境的因素

（1）饮食：高钠、低钾膳食是高血压的主要危险因素。改变钠盐摄入对所有患者血压影响有限，主要影响对盐敏感人群。低钙、高蛋白质、饱和脂肪酸摄入也升压。吸烟、过量饮酒与血压水平相关。

（2）超重与肥胖：身体脂肪含量、体重指数与血压水平呈正相关，BMI≥24 kg/m² 者高血压风险高。腹部脂肪聚集多，血压水平高。腰围男性≥90 厘米，女性≥85 厘米，高血压风险大。

（3）精神应激：长期精神紧张、压力、焦虑或环境噪声、视觉刺激也可引起高血压。城市脑力劳动者患病率超过体力劳动者，精神高度紧张职业和长期噪声环境工作者患高血压的可能性高。

3.其他的因素

服用避孕药、阻塞性睡眠呼吸暂停综合征也与高血压的发生相关。口服避孕药引起的高血压一般为轻度，并且停药后可逆转。一半的阻塞性睡眠呼吸暂停综合征患者有高血压。

（二）发病的机制

从总外周血管阻力升高出发，现如今高血压的发病机制较集中在以下几个环节。

1.交感神经系统的亢进

长期反复的精神应激使大脑皮质兴奋、抑制平衡的功能失调，导致交感神经系统活性亢进，血浆儿茶酚胺浓度升高，从而使小动脉收缩，周围血管的阻力增强，血压上升。

2.肾性的水钠潴留

各种原因引起肾性水钠潴留，机体为防止心排血量升高使器官组织过度灌注，则通过血流自身调节机制使全身阻力小动脉收缩增强，而致总外周血管阻力和血压升高。也可能通过排钠激素分泌释放增加，例如内源性类洋地黄物质，在排钠同时使外周血管阻力升高。

3.肾素-血管紧张素-醛固酮系统的激活

肾脏球旁细胞分泌的肾素可激活肝脏合成的血管紧张素原转变为血管紧张素Ⅰ（ATⅠ），经过肺、肾等组织时在血管紧张素转换酶的活化作用下转化成血管紧张素Ⅱ（ATⅡ）。脑、心脏等多种器官组织可局部合成 ATⅡ 和醛固酮，成为组织 RAAS 系统。ATⅡ 作用于血管紧张素Ⅱ受体，使小动脉平滑肌收缩,刺激醛固酮分泌,引起水钠潴留,升高血压。肾素-血管紧张素-醛固酮系统过度激活将导致高血压。

4.细胞膜离子转运的异常

血管平滑肌细胞有许多特异性的离子通道、载体和酶,组成细胞膜离子转运系统,维持细胞内外钠、钾、钙离子浓度的动态平衡。遗传性或获得性细胞离子转运异常,可导致细胞内钠、钙离子浓度升高,膜电位降低,激活平滑肌细胞兴奋-收缩耦联,使血管收缩反应性增强和平滑肌细胞增生与肥大,血管阻力的升高。

5.胰岛素的抵抗

大多数的高血压患者空腹胰岛素水平升高,而糖耐量有不同程度降低,提示有胰岛素抵抗现象。胰岛素抵抗致血压升高的机制可能是胰岛素水平升高,肾小管对钠的重吸收增加,交感神经活动增强,使细胞内钠、钙浓度增加,刺激血管壁增生肥厚。

三、病理

小动脉病变是该病最重要的病理改变,早期是全身小动脉痉挛,长期的、反复的痉挛最终导致血管壁重构,即管壁纤维化,变硬,管腔狭窄,导致重要靶器官如心、脑、肾、视网膜组织缺血损伤。高血压后期可促进动脉粥样硬化的形成及发展,该病变主要累及体循环大、中动脉而致主动脉夹层或冠状动脉粥样硬化性心脏病。全身小动脉管腔狭窄导致外周血管阻力持续上升引起的心脏结构改变主要是左心室肥厚和左心室扩大。

四、临床的表现

根据起病及病情进展的缓急与病程的长短,原发性高血压可分为缓进型和急进型两型,前者称良性高血压,大多数患者属于该型,后者称恶性高血压,患病率较低。

(一)缓进型的高血压

1.临床的特点

缓进型高血压中年后起病,病程长。早期血压波动,休息或去除诱因后血压常降至正常。随着病情发展,血压持续升高或波动幅度变小。约半数患者没有明显症状,只在体检时发现,少数患者发生器官并发症时才明确高血压诊断。

2.症状

早期患者由于血压波动幅度大,有比较多的症状。在长期高血压后即使在血压水平较高时也可能没有明显症状。所以,无论有没有症状,都应定期检测患者血压。

(1)神经精神系统的表现:头疼、头晕和头胀是高血压常见的神经系统症状,也可有头枕部或颈项板紧感。高血压直接引起的头疼多发生在早晨,位于前额、枕部或颞部,经降压药物治疗后头疼可减轻。高血压引起的头晕可为暂时性或持续性,伴有眩晕者较少,与内耳迷路血管障碍相关,经降压药物治疗后症状可减轻。但要注意有时血压下降得过快过多也可引起头晕。部分患者有乏力、失眠及工作能力下降。

(2)靶器官受损的并发症:脑血管疾病包括缺血性脑梗死、脑出血。心脏:出现高血压性心脏病、冠状动脉粥样硬化性心脏病、心衰。肾脏:长期高血压致肾小动脉硬化,肾功能减退,即高血压肾病,晚期出现肾功能衰竭。其他的并发症:主动脉夹层、眼底损害。

3.体征

听诊可闻及主动脉瓣区第二心音亢进、主动脉瓣区收缩期杂音。长期高血压可有左心室肥厚,体检时心界向左下扩大。左心室扩大致相对二尖瓣关闭不全时心尖区可闻及杂音及第四心音。

(二)急进型的高血压

该型年轻人多见,起病急骤,发展迅速,血压显著升高为典型表现,舒张压持续大于等于130毫米汞柱。常见症状有头疼、头晕、心慌、视力不清及气促等。肾损害最为突出,有持续蛋白尿、血尿与管型尿。眼底检查有出血、渗出和乳头水肿。如不及时进行有效降压治疗,预后很差,常死于肾衰竭,少数因脑卒中或心衰而死亡。

(三)高血压危象

高血压危象指因紧张、疲劳等因素导致全身小动脉痉挛,血压上升,累及靶器官缺血,产生一系列急诊症状。临床表现以收缩压突然升高为主,舒张压也可升高。心率加快,患者出现头疼、心慌、烦躁、多汗及眩晕等症状。发作历时短暂,祛除诱因或及时降压,症状可逆转,容易复发。

(四)高血压脑病

高血压脑病的产生机制可能是过高的血压导致脑部小动脉扩张,引发脑水肿。临床表现包括血压升高、脑水肿和颅内高压的症状,如剧烈头疼、呕吐及烦躁等。如发生局限性脑实质损害,可出现定位体征如失语及偏瘫等。眼底检查可见视盘水肿等。CT检查无出血或梗死。降压治疗后,症状和体征消失,无后遗症。

五、辅助检查

(一)实验室的检查

检查血常规、尿常规、血糖及肾功能等,及时发现高血压对靶器官的损害情况。

(二)心电图的检查

检查可见左心室肥大、劳损。

(三)X线的检查

检查可见主动脉弓迂曲延长,左室增大,出现心衰时肺野可有相应变化。

(四)超声心动图的检查

该检查可了解心室壁厚度、心腔大小、心脏收缩和舒张功能、瓣膜情况等。

(五)眼底的检查

该检查有助于了解高血压的严重程度,现如今采用 Keith-Wagener 分级法,其分级标准为:Ⅰ级,视网膜动脉变细,反光增强。Ⅱ级,视网膜动脉狭窄,动静脉交叉压迫。Ⅲ级,眼底出血或棉絮状渗出。Ⅳ级,视神经盘水肿。

(六)监测 24 小时的动态血压

该检查有助于判断高血压的严重程度,了解其血压变异性和血压昼夜节律;指导降压治疗和评价降压药物疗效。

六、诊断的要点

(一)高血压的诊断

测量血压时,使用经核准的血压计,在未使用降压药的情况下,非同日3次测量,收缩压大于等于140毫米汞柱和(或)舒张压大于等于90毫米汞柱即可诊断为高血压。

根据血压升高的水平,可分为高血压1级、2级、3级。排除继发性高血压。

(二)高血压的危险分层

高血压病的严重程度并不单纯与血压的高度成正比,必须结合患者所具有的心血管疾病危险因素、靶器官的损害及并存的临床情况做出全面评价。

1.心血管疾病的危险因素

心血管疾病危险因素:高血压1~3级;吸烟;男性大于55岁,女性大于65岁;糖耐量异常和(或)空腹血糖升高;血脂异常;早发心血管疾病家族病史;腹型肥胖或肥胖。

2.靶器官的损害

靶器官损害:左心室肥厚;蛋白尿和(或)血肌酐轻度升高;超声或X线检查证实有动脉粥样硬化斑块;视网膜动脉局灶或广泛狭窄;颈、股动脉脉搏波传导速度大于12米/秒;踝/臂血压指数小于0.9。

3.并存情况

心脏疾病:心肌梗死、心绞痛等。脑血管疾病:脑出血等。肾脏疾病:糖尿病肾病等。血管疾病:主动脉夹层等。视网膜病变:出血或渗出等。糖尿病:空腹血糖大于等于7.0毫摩尔/升;餐后血糖大于等于11.0毫摩尔/升。

七、治疗的要点

(一)治疗的目的

最终目的是降低高血压水平,减少高血压患者心、脑血管病的发病率和死亡率。

(二)血压的控制目标

采取综合治疗措施,将血压降到患者能耐受的水平,现如今一般主张高血压患者血压控制目标值至140/90毫米汞柱以下,血压达标时间4~12周。65岁或以上的老年人单纯收缩期高血压的降压目标水平是收缩压140~150毫米汞柱,舒张压小于90毫米汞柱但不低于65毫米汞柱。老年人对药物耐受性差,血压达标时间适当延长。伴有糖尿病、慢性肾脏病、病情稳定的冠状动脉粥样硬化性心脏病或脑血管疾病的高血压患者,治疗应个体化,一般血压控制目标值小于130/80毫米汞柱。

(三)治疗的内容

1.非药物的治疗

改变不良的生活方式是治疗高血压的首要和基本措施,对所有的高血压病患者均适用。

2.高血压急症的治疗

高血压急症指血压骤升伴靶器官损害,严重时危及生命,其发生率在高血压患者中较低。治疗时应迅速降压,静脉给药并加强监测。注意控制性降压,逐步降低血压,避免器官血流灌注不足。

48 小时内血压不低于 160/100 毫米汞柱。药物首选硝普钠,也可用其他药物如硝酸甘油等。降低颅内压,给予脱水剂或利尿剂,伴烦躁抽搐者肌内注射或灌肠。

八、护理的措施

(一)休息

如果是轻微的高血压患者,建议调整好自己的生活节奏,保证充足的休息与睡眠。在患有高血压的早期,可以适当进行日常的身体活动,避免进行重体力活动,同时要保证足够的睡眠。血压高,症状多,并伴有其他疾病的患者,要尽量卧床,避免精神紧张。

(二)控制体重

限制每天摄入的总热量,控制和减轻体重。

(三)运动的要求

加强锻炼,比如健步路、打太极拳等。锻炼量的一个标志表现为收缩压上升,心跳加速,但舒张压不上升,过一段时间后,随着血压的降低,心跳速度就减慢。

(四)防止诱因

在治疗过程中,要做好心理疏导,避免着凉,做好保暖工作。避免蒸汽浴或使用高温水洗澡。注意排便,避免剧烈的活动,避免用力过猛。避免突然变换姿势,避免久站。

(五)并发症的护理

高血压脑血管意外患者要保持半卧位,避免活动,稳定情绪,并在医师的指导下服用镇静剂。

(六)健康宣教

1.限制钠的摄入

钠摄取量不超过每天 6 克,可以减少水钠潴留,降低心脏负担,降低外周的阻力,从而实现降压和改善心功能。

2.减少体重

向心性肥胖会导致血液容量升高,内分泌紊乱,是导致高血压的一个主要原因,要限制患者每日的卡路里摄入量,才能有效控制和保持体重。

3.合理用药

服药的时间要根据个人情况而定,要提供用药的说明,要时刻关注药物的不良反应,并且要让患者自己学会观察用药后的不良反应。

4.指导患者学会观察的技能

学会自测血压,定时测量。遇胸痛、水肿、鼻出血、剧烈头痛及视力模糊等症状,及时就医。

第六节　继发性高血压的护理

继发性高血压是其他疾病或原因导致的血压升高,在高血压人群中占少数,其临床表现、并发症和后果与原发性高血压相似。治愈原发病后高血压症状消失,延误诊治会产生严重并发症,因此早期诊治继发性高血压非常重要。

一、病因及临床表现

引起继发性高血压的主要疾病有肾脏性疾病、内分泌疾病、心血管病变,以及其他如妊娠期高血压疾病等。

(一)多发性大动脉炎

多发性大动脉炎是心血管疾病,为慢性、进行性、全层性、非特异性动脉炎。受累动脉壁增厚伴血栓,导致管腔狭窄、闭塞或扩张,偶有瘤样改变。发病机制不明。早期有盗汗、发热等症状;血管病变期表现为动脉管腔狭窄、闭塞或扩张,受累动脉部位、程度不同,临床表现也不同。

(二)肾血管性高血压

肾血管性高血压是常见的继发性高血压,由肾动脉及分支狭窄引起。临床特点包括突然起病、血压明显升高、病程短、进展快、全身动脉粥样硬化表现、上腹部血管杂音等。

(三)原发性醛固酮增多症

原发性醛固酮增多症为内分泌疾病,由肾上腺皮质肿瘤或增生导致醛固酮分泌过多引起,特征为长期高血压伴低血钾。由于电解质代谢障碍,常引发肌肉、心脏、肾问题,如四肢无力、心律失常,低血钾致肾小管细胞变性,出现夜尿多、口渴。

(四)嗜铬细胞瘤

嗜铬细胞瘤是内分泌疾病,为肾上腺良性肿瘤,可释放儿茶酚胺导致血压升高。有两种类型:一是阵发性高血压,发作时血压骤升,伴剧烈头疼等,严重时可发生心衰、脑出血等;二是持续性高血压,伴畏寒、多汗等,部分儿童或少年患者病程急进,眼底损害严重,短期可失明。

(五)皮质醇增多症

皮质醇增多症是内分泌疾病,由促肾上腺皮质激素分泌过多导致肾上腺皮质增生或腺瘤,引起糖皮质激素过多所致。患者有高血压、向心性肥胖、满月脸、水牛背、皮肤紫纹、毛发增多、血糖升高表现。

(六)主动脉缩窄

主动脉缩窄是一种需要及时诊断和治疗的心血管病变,通过胸部 X 线检查可以发现主动脉缩窄的存在和范围。

二、治疗的原则

(一)肾实质性的高血压

积极治疗肾实质性疾病,减缓肾脏疾病进展,但慢性肾病患者的血压常难以得到有效控制。对于肾病或糖尿病并发大量蛋白尿者,可首选血管紧张素转换酶抑制剂或血管紧张素Ⅱ受体拮抗剂,但应注意终末期肾病患者可能进一步升高血清肌酐和尿素氮水平,甚至高血钾,此时可选用钙离子拮抗剂或β受体阻断剂等。

(二)肾血管性的高血压

继发于肾动脉粥样硬化或多发性大动脉炎所致肾动脉狭窄的高血压,通常药物治疗疗效不佳。为控制血压可选用钙离子拮抗剂、α受体阻断剂及β受体阻断剂、直接血管扩张剂等。单侧肾动脉狭窄者可谨慎使用血管紧张素转换酶抑制剂或血管紧张素Ⅱ受体拮抗剂。经皮肾动脉球囊扩张加血管支架置入术能够显著改善肾缺血状况,进而降低血压。若一侧肾脏功能已完全丧失,进行手术切除无功能肾的操作,对于血压控制同样具有积极意义。

(三)主动脉缩窄

药物治疗无效要尽早手术,部分患者做介入治疗。

(四)内分泌疾病

垂体及异位促肾上腺皮质激素分泌瘤、肾上腺皮质腺瘤或腺癌等,需根治措施,也可采用垂体放射治疗,药物治疗常用于不宜手术或术后辅助治疗,常用药物包括米托坦等,但疗效不确定。部分肾上腺疾病如嗜铬细胞瘤可通过手术切除而根治,药物则以α受体阻断剂酚妥拉明为首选。原发性醛固酮增多症可服用螺内酯类药物。甲状腺或甲状旁腺疾病应以治疗原发病为主,降压药物只作为治疗原发病过程中的辅助用药。

(五)睡眠呼吸暂停综合征

针对其病因进行治疗,周围型睡眠呼吸暂停综合征可考虑手术解除呼吸道梗阻,如为中枢型或混合型则可在夜间睡眠时使用呼吸机。控制体重和减轻肥胖有助于控制血压。

三、护理的措施

(一)一般的护理

1.合理的膳食

低盐、低脂、低热量的饮食旨在减轻体重。控制热量摄入,防止脂肪堆积,改善血液循环,降低血压。建议多吃蔬果,戒烟,控制饮酒、咖啡和浓茶。少吃高胆固醇食物。肥胖者应限制热量摄入,将体重控制在理想范围。

2.运动、休息

高血压患者早期可以工作,但不要过度疲劳。坚持适当锻炼,如骑车、跑步、做体操及打太极拳等。要有充足睡眠,保持心情舒畅,防止精神紧张和情绪激动,消除恐惧、焦虑、悲观等情绪。如果血压持续升高,并且伴随着心、肾、脑部等疾病时,患者应该绝对卧床休息。多关心患者,鼓励患者树立战胜疾病的信心。

3.病房的环境

干净、整洁、舒适且安全。

(二)病情观察及护理

1.头疼

剧烈头疼、恶心、呕吐可能是高血压脑病,需立即让患者休息,测量相关指标,辅助医师降压。

2.呼吸困难、发绀

其为高血压引起的左心衰竭所致,立即给予舒适的半卧位,氧气吸入。按医嘱应用洋地黄治疗。

3.心悸

严密观察患者的脉搏、心率、心律的变化,做好记录。安静休息,禁下床,安慰患者消除紧张的情绪。

4.水肿

晚期高血压伴心、肾衰竭时可出现水肿。严格记录出入量,限制钠盐和水分摄入。严格卧床休息,注意皮肤护理,防止出现压疮。

5.昏迷与瘫痪

往往源于晚期高血压引发的脑血管意外。在护理过程中,务必确保患者的安全,严密防范坠床、窒息以及肢体烫伤等风险。

6.其他情况的护理

对血压持续升高患者,定时测量血压并记录,警惕脑出血和高血压脑病。若出现急性左心衰症状,立即送院救治。变换体位时动作缓慢。每天测体重,准确记录出入量,观察水肿的情况。

(三)用药的观察与护理

1.用药的原则

在实施降压治疗时,需倡导缓慢而稳健的过程,从最低有效剂量起步,并逐步调整至合适剂量,确保血压稳步降至理想范围。当血压达到目标水平后,应维持在此剂量水平,对于老年患者群体,尤其要注意在服药期间缓慢改变体位,以最大程度防止发生意外情况。同时,注重不同药物间的合理联合应用,以实现最佳治疗效果。

2.药物注意事项

使用噻嗪类和袢利尿剂要关注血钾、血钠变化;使用β受体阻断剂注意其抑制心肌收缩力等不良反应;使用钙离子拮抗剂硝苯地平有头疼等不良反应;使用血管紧张素转换酶抑制剂有乏力等不良反应。

(四)心理的护理

患者常表现易激动、焦虑及抑郁,精神紧张、情绪激动、不良刺激均与高血压相关。因此,对待患者需耐心、亲切、和蔼,并对其进行心理疏导,使其认识到控制血压的重要性。训练患者自我控制能力,参与治疗护理方案的制订与实施,并坚持长期饮食、药物和运动治疗,将血压控制在理想水平,减少靶器官损害,并定期复查。

四、健康宣教

(一)饮食的指导

低脂肪、低热量、低胆固醇、低盐饮食;少吃动物脂肪,多吃蔬菜、水果等富含维生素的食物,食盐控制量每天不超过 5 克。饮食定量、均衡、不暴饮暴食;减轻体重,利于降压。戒烟、限酒。

(二)休息和锻炼的指导

休息和活动需根据患者体质和病情调节,病重者应以休息为主。随着病情好转,可逐渐增加工作、学习、劳动等。同时,进行散步、慢跑、打太极拳、练八段锦等有氧活动也利于身心健康。患者应了解自身状况,合理安排运动。规律生活,保证休息和睡眠,睡眠差者可用热牛奶、温水泡脚、音乐放松助眠。注意劳逸结合,养成健康习惯。

(三)心理健康的宣教

高血压的发病除生理因素外,精神因素也占据重要地位,如焦虑、紧张、愤怒和压抑等情绪状态均为高血压的主要诱因。因此,提升患者自身的情绪管理与自控能力显得尤为关键。护理人员应积极指导患者保持乐观、开朗、愉悦的精神状态,并促使他们培养稳定情绪的能力。同时,鼓励患者根据自己的兴趣和爱好,丰富业余生活,以陶冶性情。此外,患者家属也应营造和谐、安宁的家庭氛围,避免患者陷入精神紧张、激动或悲伤等不良情绪之中,从而从多方面共同助力患者血压的调控与身心健康。

(四)血压监测的指导

患者应随时监测血压,掌握正确的测量血压方法,并做好记录,复诊时为医师提供参考依据。

(五)用药的指导

高血压属于慢性疾病,需要长时间的药物治疗,需要患者本人和家属的配合,因此,患者和家属一定要知道用药的剂量、用药方法、药物的不良反应、最佳的用药时间。如有不良反应,应及时向主治医师报告,并做出适当的处置。有些患者的血压明显增高很多年了,如果不能快速降低,患者经常无法调整,会造成心、脑、肾的血液供给不足,从而导致脑血管疾病的发生,如果使用会导致直立性低血压的药品,要告诉患者平躺或坐位站立的时候,要慢慢地做,以免因为血压的突然降低而导致晕厥,确保生命安全。

(六)按时就医

服药后,若出现血压异常、头晕眼花、看不清东西、恶心或呕吐、呼吸困难、偏瘫失语、意识障碍、肢体乏力等,应立即就医,病情危重时拨打"120"。

第七节 病毒性心肌炎的护理

病毒性心肌炎是由病毒感染引起的全身多系统受累,以侵犯心脏为主的临床综合征。常见病毒为柯萨奇B组病毒和埃可肠道病毒。预后多数良好,但少数可发展至心衰、心源性休克或猝死。病毒性心肌炎的发病原理尚未完全明了,涉及病毒、免疫及生化等多种机制。

一、临床特点

(一)前驱症状

发病前数天或1周,患者多有轻重不等的呼吸道或消化道前驱症状,表现为发热、周身不适、喉咙疼、腹泻、皮疹等。

(二)心脏的表现

对于轻症患者,常常没有明显的心脏症状。心肌受累明显时,患者常诉心前区不适、头晕、乏力、心慌、胸闷等。心脏有轻度扩大伴心动过速、心音低钝、奔马律。

（三）辅助检查

（1）心电图检查见 ST 段移位、T 波异常，QRS 波低伏，QT 间期延长。

（2）动态心电图检查显示各种心律失常和持续性窦性心动过速。

（3）超声心动图检查见心房、心室扩大，左心室为主。

（4）X 线检查见心影扩大，左心室显著。

（5）实验室的检查见心肌酶谱、肌钙蛋白 T/I、抗链球菌溶血素 O、红细胞沉降率升高，呼吸道/肠道病毒抗体、DNA 阳性。

二、护理评估

（一）健康史

详细询问患者有没有上呼吸道感染的病史。

（二）症状及体征

听心率、心音，测体温、血压，查患者精神状况。

（三）心理-社会状况

医护人员有义务评估患者及其家属对疾病性质的了解程度，并确认他们是否已经做好应对疾病治疗时间的心理准备。

（四）辅助检查

心电图和心肌酶谱检查结果对临床有十分重要的意义。

三、常见的护理问题

（一）舒适的改变

舒适的改变与心肌受损、心律失常致胸闷、心慌相关。

（二）活动没有耐力

活动没有耐力与氧的供需失调相关。

（三）并发症的问题

常见并发症有心律失常、心衰、心源性休克。

四、护理措施

（一）卧床休息

急性期应卧床休息，减轻心脏的负荷，保证充足睡眠，调整情绪。

（二）合理饮食

尽量吃高热量、高维生素、高蛋白、低脂肪的食物，不要吃太饱，防止加重心脏的负担。

（三）病情观察

首先，需要严密观察并记录病人的心率、脉搏、血压、体温、呼吸和精神状况等，以判断病情。对于胸闷、呼吸急促的患者，采取鼻腔内插管、面罩供氧等方法进行治疗。对于重度心律不齐的患者，需要连续监测心电情况，并及时报告医生抢救。在心衰发生时，要将患者置于半卧位，安抚情绪，必要时使用镇静剂。使用洋地黄治疗时需要注意它的毒副作用。总之,要知道病情观察的严密性和及时处理的必要性。

(四)保持大便的通畅

防止用力大便,必要时遵医嘱使用开塞露通便。

(五)健康宣教

(1)讲解疾病知识及治疗手段,减轻患者及家属焦虑。

(2)讲解休息与饱食对康复的影响,使患者积极配合治疗。

五、出院的指导

(一)休息

急性期需卧床休息,体温正常后3~4周内避免剧烈运动和过度用脑。休息至少三个月。

(二)饮食指导

多吃营养丰富、易消化的食物。三天未排便可使用开塞露。

(三)预防感染指导

避免去人多的公共场所,根据天气适当增减衣物,预防着凉。

第四章　呼吸内科护理

第一节　急性上呼吸道感染的护理

一、定义

急性上呼吸道感染简称上感,俗称"感冒",发病率较高。

病原体主要侵犯鼻、咽、扁桃体及喉部而引起炎症,其炎症局限于某一组织则按该部炎症命名,如急性鼻炎、急性咽炎、急性扁桃体炎、急性喉炎等。多由病毒引起,少数由细菌所致,传染性强。病原入侵上呼吸道后,引起局部黏膜充血、水肿等卡他症状。因病毒种类多,感染后产生的免疫力弱,且无交叉免疫,故可多次发病。幼儿每人每年可发病3～5次。本病全年皆可发病,冬春季节多发,病原体主要通过飞沫传播,一般为散发,但常在气候突变时流行。

二、病因及发病机制

急性上呼吸道感染有70％～80％由病毒引起。主要有流感病毒(甲、乙、丙型)、副流感病毒、呼吸道合胞病毒、腺病毒、鼻病毒、埃可病毒、柯萨奇病毒、麻疹病毒、风疹病毒。细菌感染可直接或继病毒感染之后发生,以溶血性链球菌多见,其次为流感嗜血杆菌、肺炎链球菌和葡萄球菌等,偶见革兰阴性杆菌。急性上呼吸道感染主要表现为鼻炎、咽喉炎或扁桃体炎。

当有受凉、淋雨、过度疲劳等诱发因素,使全身或呼吸道局部防御功能降低时,原已存在于上呼吸道或从外界侵入的病毒或细菌可迅速繁殖,引起发病,尤其是老幼体弱或有慢性呼吸道疾病如鼻旁窦炎、扁桃体炎者,更易患病。鼻腔及咽黏膜充血、水肿,上皮细胞破坏,少量单核细胞浸润,有浆液性及黏液性炎性渗出。继发细菌感染后,有中性粒细胞浸润,产生大量脓性分泌物。

三、临床表现

(1)一般起病急,有发热、鼻塞、流涕、喷嚏、咽部不适、咳嗽等表现。婴儿起病时可有高热、惊厥、呕吐、腹泻。体检可见鼻咽部或扁桃体充血,甚至扁桃体上有脓性渗出物。

(2)疱疹性咽炎由A组柯萨奇病毒引起,夏秋季在局部地区流行,突出表现为咽峡及附近有小疱疹,破溃后形成溃疡。病程1周左右。

(3)咽结合膜热由腺病毒引起,流行于夏季局部地区。除咽炎外,以眼滤泡性结膜炎明显。病程1～2周。

四、辅助检查

(一)血常规

病毒感染者白细胞计数多正常或稍低,分类计数淋巴细胞相对增高。细菌感染者白细胞总数与中性粒细胞可升高,并有核左移。

（二）血清学检查

取急性期与恢复期血清做补体结合试验、中和试验和血凝抑制试验，如双份血清抗体效价升高4倍或4倍以上则有助于诊断。

（三）病原学检查

以咽漱液、鼻洗液等标本接种于鸡胚羊膜腔，分离病毒，可获阳性。细菌感染者应做咽拭子细菌培养和药物敏感试验。

五、治疗

注意呼吸道隔离，加强护理，对症治疗，防止并发症。

六、观察要点

密切观察病情变化，警惕高热抽搐的发生。在护理时应经常检查口腔黏膜及皮肤有无皮疹，注意咳嗽的性质及神经系统症状等，以便早期发现麻疹、猩红热、百日咳及流行性脑脊髓膜炎等急性传染病。在疑有咽后壁脓肿时，应及时报告医师，同时要注意防止脓肿破溃后脓液流入气管引起窒息。

七、护理要点

（一）提高患者的舒适度

（1）各种治疗护理操作尽量集中完成，保证患者有足够的休息时间。

（2）及时清除鼻腔及咽喉部分泌物，保证呼吸道通畅。要注意通风，保持室内空气清新，提高病室相对湿度，使其维持在60%左右，可改善血液循环，对减轻呼吸道症状有明显效果。

（3）鼻塞的护理。鼻塞严重时应先清除鼻腔分泌物，然后用0.5%的麻黄碱液滴鼻，每日2～3次，每次1～2滴。

（4）咽部护理。注意观察咽部充血、水肿、化脓情况，及时发现病情变化。咽部不适时可给予润喉含片或雾化吸入。

（二）高热的护理

密切监测体温变化，体温38.5℃以上时应对症治疗，采用正确、合理的降温措施，如头部冷湿敷、枕冰袋，在颈部、腋下及腹股沟处放置冰袋，或用乙醇擦浴，冷生理盐水灌肠，也可以口服退热药。注意保证患者摄入充足的水分，及时更换汗湿衣服，保持口腔及皮肤清洁。

（三）保证充足的营养和水分

鼓励患者多喝水，给予易消化、高营养饮食，宜少食多餐并经常变换食物种类，必要时静脉补充营养和水分。

（四）健康教育

指导患者掌握上呼吸道感染的预防知识，懂得相应的应对技巧；对反复发生上呼吸道感染的患者应注意加强体育锻炼，多进行户外活动；穿衣要适当，以逐渐适应气温的变化，避免过热或过冷；另外要积极防治各种慢性病。

第二节 慢性支气管炎的护理

慢性支气管炎是气管、支气管黏膜及其周围组织的慢性非特异性炎症。临床上以咳嗽、咳痰或伴有喘息及反复发作为主要症状,每年发病持续 3 个月,连续 2 年或 2 年以上,排除具有咳嗽、咳痰、喘息症状的其他疾病(如肺结核、肺尘埃沉着病、肺脓肿、心脏病、心功能不全、支气管扩张、支气管哮喘、慢性鼻咽炎、食管反流综合征等疾患)。本病是常见病,多见于中老年人,且随着年龄的增长,患病率递增,50 岁以上人群的患病率高达 15%。本病流行与吸烟、地区和环境卫生等有密切关系。吸烟者患病率远高于不吸烟者。北方气候寒冷,患病率高于南方。工矿地区大气污染严重,患病率高于一般城市。

一、护理评估

1.健康史

询问患者起病的原因及诱因,有无呼吸道感染及吸烟等病史,有无过敏原接触史;询问患者的工作生活环境,有无有害气体、烟雾、粉尘等吸入史,有无受凉、感冒、过度劳累而引起急性发作或加重。

2.身体评估

(1)症状:缓慢起病,病程长,反复急性发作而病情加重,主要症状为咳嗽、咳痰,或伴有喘息。急性加重系指咳嗽、咳痰、喘息等症状突然加重。急性加重的主要原因是呼吸道感染,病原体可以是病毒、细菌、支原体和衣原体等。①咳嗽:一般晨间咳嗽为主,睡眠时有阵咳或排痰。②咳痰:一般为白色黏液和浆液泡沫痰,偶见痰中带血。清晨排痰较多,起床后或体位变动后可刺激排痰。伴有细菌感染时,则变为黏液脓性痰,痰量亦增加。③喘息或气急:喘息明显者称为喘息性支气管炎,部分可能伴支气管哮喘。若伴肺气肿时可表现为劳动或活动后气急。

(2)体征:早期多无异常体征。急性发作期可在背部或双肺底听到干、湿啰音,咳嗽后可减少或消失。如并发哮喘可闻及广泛哮鸣音并伴呼气期延长。

(3)分型:分单纯型和喘息型两型。单纯型的主要表现为咳嗽、咳痰;喘息型除有咳嗽、咳痰外尚有喘息,常伴有哮鸣音,喘鸣于睡眠时明显,阵咳时加剧。

(4)分期:按病情进展分为 3 期。①急性发作期:1 周内出现脓性或黏液脓性痰,痰量明显增加,或伴有发热等炎症表现,或指 1 周内"咳""喘""痰"症状中任何一项明显加剧。②慢性迁延期:患者有不同程度的"咳""痰""喘"症状,迁延达 1 个月以上。③临床缓解期:经治疗或临床缓解,症状基本消失或偶有轻微咳嗽,痰液量少,持续 2 个月以上。

3.心理-社会状况

慢性支气管炎患者早期症状不明显,尚不影响工作和生活,患者往往不重视,感染时治疗也不及时。由于病程长,反复发作,患者易出现烦躁不安、忧郁、焦虑等情绪,易产生不利于恢复呼吸功能的消极因素。

4.辅助检查

(1)血液检查:细菌感染时偶可出现白细胞总数和(或)中性粒细胞增多。

(2)痰液检查:可培养出致病菌,涂片可发现革兰阳性菌或革兰阴性菌,或大量已破坏的白细胞和已破坏的杯状细胞。

(3)胸部 X 线检查:早期无异常。反复发作引起支气管壁增厚,细支气管或肺泡间质炎症细胞浸润或纤维化。

(4)呼吸功能检查:早期无异常,随病情发展逐渐出现阻塞性通气功能障碍,表现为第一秒用力呼气量与用力肺活量的比值(FEV_1/FVC)<60%,最大通气量(MBC)<80%预计值等。

二、治疗原则

急性发作期和慢性迁延期患者,以控制感染及对症治疗(祛痰、镇咳、平喘)为主;临床缓解期,以加强锻炼、增强体质、避免诱发因素、预防复发为主。

1.急性加重期的治疗

(1)控制感染:根据病原菌类型和药物敏感情况选择药物治疗。

(2)镇咳、祛痰:常用药物有氯化铵、溴己新、喷托维林等。

(3)平喘:有气喘者可加用解痉平喘药,如氨茶碱和茶碱缓释剂,或长效 β_2 受体激动剂加糖皮质激素吸入。

2.缓解期治疗

(1)戒烟,避免有害气体和其他有害颗粒的吸入。

(2)增强体质,预防感冒。

(3)反复呼吸道感染者,可试用免疫调节药或中医中药。

三、护理措施

1.环境

保持室内空气流通、新鲜,避免感冒受凉。

2.饮食

合理安排食谱,给予高蛋白、高热量、高维生素、易消化的食物,多吃新鲜蔬菜、水果,避免过冷、过热及产气食物,以防腹胀影响膈肌运动。注意食物的色、香、味。水肿及心力衰竭患者要限制钠盐的摄入,痰液较多者忌用牛奶类饮料,以防引起痰液黏稠不易咳出。

3.用药护理

遵医嘱使用抗炎、祛痰、镇咳药物,观察药物的疗效和不良反应。对痰液较多或年老体弱者以抗炎、祛痰为主,避免使用中枢镇咳药,以免抑制咳嗽中枢,加重呼吸道阻塞,导致病情恶化。可待因是麻醉性中枢镇咳药,适用于剧烈干咳者,有恶心、呕吐、便秘等不良反应,应用不当可能成瘾;喷托维林是非麻醉性中枢镇咳药,用于轻咳或少量痰液者,无成瘾性,有口干、恶心、头痛等不良反应;溴己新使痰液中黏多糖纤维断裂,痰液黏度降低,偶见恶心、氨基转移酶升高等不良反应,胃溃疡者慎用。

4.保持呼吸道通畅

要教会患者排痰技巧,指导患者学会有效咳嗽的方法。每天定时给予胸部叩击或胸壁震荡,协助排痰。同时鼓励患者多饮水,根据机体每天需要量、体温、痰液黏稠度,估计每天水分补充量,至少饮水 1 500 毫升,使痰液稀释,易于排出。痰多、黏稠时可予雾化吸入,湿化呼吸道以促使痰液顺利咳出。

5.改善呼吸状况

肺气肿患者可通过腹式呼吸增强膈肌活动来提高肺活量,缩唇呼吸可减慢呼气,延缓小气道陷闭而改善呼吸功能,因而缩唇腹式呼吸可有效地提高患者的呼吸功能。患者取立位,亦可取坐位或卧位,一手放在前胸,另一手放在腹部,先缩唇,腹内收,胸前倾,由口徐徐呼气,此时切勿用力,然后用鼻吸气,并尽量挺腹,胸部不动。呼、吸时间之比为 2∶1 或 3∶1,7～8 次/分钟,每天锻炼 2 次,每次 10～20 分钟。

6.心理护理

对年老患者应加强心理护理,帮助其克服悲观情绪。患者病程长加上家人对患者的支持也常随病情进展而显得无力,患者多有焦虑、抑郁等心理障碍。护士应聆听患者的倾诉,做好与患者及家属的沟通、对患者的心理疏导,让患者进行适当的文体活动,引导其进行循序渐进的锻炼,如练气功、太极拳,户外散步等。这将有助于增强年老患者的机体免疫能力,为其创造有利于治疗、康复的最佳心理状态。

四、健康教育

1.指导患者和家属

帮助患者和家属了解疾病的相关知识,使其积极配合康复治疗。

2.加强管理

(1)环境因素:消除及避免烟雾、粉尘和刺激性气体的吸入,避免接触过敏原或去空气质量差、人多的公共场所;生活在空气清新、温湿度适宜、阳光充足的环境中,注意防寒避暑。

(2)个人因素:制订有效的戒烟计划;保持口腔清洁,被褥轻软,衣服宽大合身,沐浴时间不宜过长,防止晕厥等。

(3)饮食营养:足够的热量、蛋白质、维生素和水分,增强食欲。

3.加强体育锻炼,增强体质,提高免疫能力

锻炼应量力而行、循序渐进,以患者不感到疲劳为宜;可进行散步、慢跑、太极拳、体操、有效的呼吸运动等。

4.防止感染

室内用食醋 2～10 毫升/平方米,加水 1～2 倍稀释后加热熏蒸,每次 1 小时,每天或隔天 1 次,有一定的防止感冒的作用。劝告患者在发病季节前使用气管炎疫苗、核酸疫苗等,从而增强免疫功能,以减少感冒和慢性支气管炎的急性发作。

5.帮助患者加强身体的耐寒锻炼

耐寒锻炼需从夏季开始,先用手按摩面部,后用冷水浸毛巾拧干后擦头面部,渐及四肢。体质好、耐受力强者,可全身大面积冷水擦拭,持续到 9 月,以后继续用冷水按摩面颈部,最低限度冬季也要用冷水洗鼻部,以提高耐寒能力,预防和减少本病发作。

第三节　急性支气管炎的护理

急性支气管炎主要是由病毒等多种病原体及环境刺激物等非生物因素所致的支气管黏膜的急性炎症。气管常同时受累,也称为急性气管支气管炎。常伴随在病毒性上呼吸道感染之后,冬季高发,婴幼儿多见,也是急性传染病的表现之一。由于气道黏膜受损或气道超敏反应,其主要症状咳嗽可长至1~3周。

一、病因

病毒感染是其主要致病因素,常见病毒有流感病毒、副流感病毒、腺病毒、呼吸道合胞病毒及鼻病毒等。本病病原体还有肺炎支原体、肺炎衣原体和百日咳杆菌等。在病毒感染的基础上,可继发细菌感染,如肺炎链球菌、A族β溶血性链球菌、金黄色葡萄球菌、流感嗜血杆菌和沙门菌等。除新生儿及机械通气患儿外,免疫功能正常的儿童极少有单纯的细菌性支气管炎。免疫功能低下,特应性体质,如营养不良、佝偻病、过敏反应、慢性鼻炎、咽炎是本病的诱因。

致病因素可使气管支气管黏膜充血、水肿和分泌物增加,黏膜下层有中性粒细胞、淋巴细胞等浸润。严重者纤毛上皮细胞损伤脱落,黏膜纤毛功能降低,而受损的气道上皮对外来刺激易产生超敏反应,出现咳嗽,并且持续长达1~3周。机体炎症消退后,气管支气管黏膜结构和功能大多恢复正常。

二、临床表现

通常首先表现为非特异性的上呼吸道感染症状,如鼻咽炎,出现流涕、鼻塞、咽痛、乏力等,多无发热或低热,流感病毒感染体温较高。3~4天后,鼻咽部症状减轻,开始有频繁的刺激性干咳,咳嗽可为持续性或阵发性,遇冷空气、刺激性气味如烟草烟雾等刺激加剧。剧烈咳嗽可导致胸痛,以后可有痰,痰液逐渐由稀薄变黏稠,呈脓性痰,这不一定是细菌感染的征象,可能为白细胞迁移引起炎症所致。

体格检查:早期可有咽部充血、结膜充血等,肺部听诊正常。病程进展、咳嗽加剧后,肺部听诊可有呼吸音粗糙,闻及干、湿啰音,也可有散在的哮鸣音。在肺的同一部位湿啰音常随咳嗽、体位变动等消失,肺部不固定的湿啰音是急性支气管炎的特征性表现。某些急性传染病如麻疹、伤寒、白喉、猩红热、流行性感冒和百日咳的发病常累及气管支气管,出现上述临床表现。

三、诊断及鉴别诊断

(一)诊断

胸部啰音或粗或细,大多是中等湿啰音,主要散在下胸部,咳出分泌物后,啰音可暂时减少,偶因支气管内积痰太多,呼吸音可减低,但咳出痰液后,呼吸音即恢复正常。重症支气管炎与肺炎早期难以鉴别,如听到较深啰音或捻发音,咳嗽后啰音无明显减少时,应考虑肺炎,做胸部X线检查以确诊。

（二）鉴别诊断

1.上呼吸道感染

上呼吸道感染临床表现为发热、鼻塞、流涕、喷嚏、咳嗽、乏力、食欲缺乏、呕吐、腹泻,儿童可诉头痛、腹痛、咽部不适,咽部充血,有时扁桃体充血、肿大,颈淋巴结可肿大并压痛,肺部听诊多正常。

2.支气管异物

当有呼吸道阻塞伴感染时,其呼吸道症状与急性气管炎相似,应注意询问患者有无呼吸道异物吸入史。经治疗后,疗效不好,迁延不愈,反复发作,胸部 X 线检查表现有肺不张、肺气肿等梗阻现象。

3.肺门支气管淋巴结结核

根据结核接触史、结核菌素试验及胸部 X 线检查可鉴别。

4.毛细支气管炎

多见于 6 个月以下婴儿,有明显的急性发作性喘憋及呼吸困难,体温不高,喘憋发作时肺部啰音不明显,缓解后可听到细湿啰音。

5.支气管肺炎

急性支气管炎症状较重时,应与支气管肺炎作鉴别。

四、治疗

（一）一般治疗

（1）房间注意清洁、安静,保持光线充足、通风,但避免对流风直接吹患者。

（2）高热时卧床休息。婴儿须经常调换卧位,使呼吸道分泌物易于排出。

（3）咳嗽频繁时可给镇咳药,但避免给药过量以致抑制分泌物的咳出。

（4）给予易消化物,供给足够水分。

（5）注意口腔、鼻及眼的局部清洁,并注意呼吸道隔离。

（6）发生痉挛而致呼吸困难时,轻者参考中医疗法"实热喘"处理,重者参考毛细支气管炎及支气管哮喘的治疗处理。

（二）其他治疗

（1）应用 10％的氯化铵溶液,使痰液易于咳出。

（2）用适量的吐根糖浆,使痰液易于咳出。

（3）并发细菌感染时,可选用适当抗菌药物。

（4）迁延性支气管炎可加用超短波或紫外线照射。

五、护理

（一）护理评估

1.健康史

了解患者是否有上呼吸道感染、营养不良、佝偻病、鼻窦炎等病史,询问是否接触过刺激性气体。

2.身体状况

大多先有上感的症状,主要症状为发热和咳嗽。刺激性干咳,以后有痰。一般无全身症状。婴幼儿症状较重,常有发热、呕吐及腹泻等。体检可见咽部充血,双肺呼吸音粗糙,可有不固定的散在干啰音和粗中湿啰音。婴幼儿有痰常不易咳出,可在咽喉部或肺部闻及痰鸣音。

3.心理-社会支持状况

评估患者及其家属对疾病的重视程度及当地的环境卫生、空气污染情况。评估患者及其家属有无焦虑、抱怨的心理反应。

4.辅助检查

细菌感染时,外周血白细胞总数升高。胸部 X 线检查无异常改变或可见肺纹理增粗。

5.治疗原则及主要措施

主要是对症治疗和控制感染。

(1)祛痰、止咳:一般不用镇咳剂,以免抑制其自然排痰,但当咳嗽影响患者休息时,可酌情口服止咳糖浆、祛痰剂。

(2)止喘:喘憋严重时可雾化吸入沙丁胺醇等 β_2 受体激动剂或使用氨茶碱。喘息严重者短期使用糖皮质激素,如口服泼尼松 3~5 天。有烦躁不安时可慎重使用镇静剂。

(3)控制感染:因本病感染的病原体多为病毒,一般不需用抗生素;年幼体弱儿有发热、痰多而黄,考虑为细菌感染时,可选用青霉素类抗生素;如为支原体感染,则给予大环内酯类抗生素。

(二)护理诊断

1.清理呼吸道无效

与痰液黏稠、不易咳出有关。

2.体温过高

与病毒或细菌感染有关。

(三)护理措施

1.保持呼吸道通畅

保持空气新鲜,温湿度适宜,以避免痰液干燥,利于排痰。避免剧烈的活动,注意休息。保证充足的水分及营养,鼓励患者多饮水,使痰液稀释易于咳出。鼓励患者有效咳嗽;对咳嗽无力及卧床患者,宜经常更换体位、拍背,促使呼吸道分泌物的排出,促进炎症消散。按医嘱给予止咳剂、平喘剂、抗生素,并注意观察疗效及不良反应。若有呼吸困难、发绀,应给予吸氧,并协助医生积极处理。

2.维持体温正常

(1)居室环境:每日定时通风,保持室内温湿度适宜,空气新鲜,但应避免对流风。

(2)保证充足的营养和水分:鼓励患者多饮水,给予富含维生素、易消化的清淡饮食,应少食多餐。入量不足者进行静脉补液。

(3)密切观察体温变化:发热患者每 4 小时测量体温一次并准确记录,如为超高热或有热性惊厥史者每 1~2 小时测量一次,退热处置 1 小时后还应复测体温。体温超过 38.5 ℃时给予物理降温或遵医嘱给予对乙酰氨基酚等退热剂,防止热性惊厥的发生。

(4)遵医嘱应用抗病毒药物或抗生素。

3.健康指导

指导患者学习预防上感的知识,掌握相应的处理措施,如穿衣要适当,以逐渐适应气温的变化,避免过热或过冷;做好呼吸道隔离,接触者应戴口罩;增强体质,加强体育锻炼,多进行户外活动,不要到人群拥挤的公共场所。

第四节 肺脓肿的护理

肺脓肿是指微生物引起肺组织发生坏死性病变,形成包含坏死物或液化坏死物的脓腔,常表现有气液平面。早期为肺组织的化脓性炎症,继而坏死、液化,由肉芽组织包绕形成脓肿。临床特点为高热、咳嗽和咳大量脓臭痰。本病可见于任何年龄,青壮年男性及年老体弱有基础疾病者多见。自抗生素广泛应用以来,肺脓肿发病率明显降低。

一、病因及发病机制

肺脓肿的发生途径主要为吸入性感染,占60%以上,其次为血源性和继发性。急性肺脓肿的主要病原体是细菌,常为上呼吸道和口腔的定植菌,包括厌氧、需氧和兼性厌氧菌。厌氧菌感染占主要地位,有梭形杆菌、消化链球菌等。常见的需氧和兼性厌氧菌有金黄色葡萄球菌、化脓性链球菌、肺炎克雷伯杆菌、大肠埃希菌、铜绿假单胞菌等。免疫力低下者如接受化学治疗者、白血病或艾滋病患者,其病原菌也可为真菌。根据不同病因和感染途径,肺脓肿可分为以下3种类型。

1.吸入性肺脓肿

临床上最多见的类型。病原体经口、鼻、咽腔吸入致病。大多数情况下肺脓肿是口腔厌氧菌引起的吸入性肺炎的并发症。牙龈裂缝处的细菌侵入下呼吸道,如宿主防御机制不能清除细菌,可发生感染,并导致吸入性肺炎,进一步在7~14天后可导致组织坏死,从而导致肺脓肿形成。在神志不清、意识障碍、全身麻醉或气管插管等情况下容易发生误吸,龋齿、牙槽脓肿、鼻窦炎等脓性分泌物,口鼻咽部手术后的血块、呕吐物等,经气管吸入肺内,造成细支气管阻塞,远端肺组织萎缩引起化脓性炎症。麻醉、药物过量、脑血管意外,或有食管、神经系统疾病所致的吞咽困难,或在受寒、醉酒、极度疲劳时,致使全身免疫状态与气管防御清除功能低下,亦可使吸入的病原菌致病。吸入性肺脓肿常为单发性,其发病部位与支气管解剖形态和吸入时的体位有关。右主支气管较左侧粗且陡直,吸入物易进入右肺,故发病多见于右肺。吸入性肺脓肿早期为含致病菌的污染物阻塞细支气管,继而形成小血管炎性栓塞,肺组织化脓性炎症、坏死,形成肺脓肿,继而坏死组织液化破溃到支气管内。若脓肿靠近胸膜,可发生局限性纤维蛋白性胸膜炎,引起胸膜粘连。位于肺脏边缘部的张力性脓肿,可破溃到胸膜腔,引起脓胸、脓气胸和支气管胸膜瘘。

2.继发性肺脓肿

某些细菌性肺炎、支气管扩张、支气管脓肿、支气管肺癌、肺结核空洞等继发感染可导致继发性肺脓肿。由于病原菌毒力强、繁殖能力快,肺组织广泛化脓、坏死而形成肺脓肿;肺部邻近器官化脓性病变,如膈下脓肿、肾周围脓肿、脊柱脓肿等波及肺也可引起肺脓肿。支气管异物堵塞,是导致小儿肺脓肿的重要因素。

3.血源性肺脓肿

皮肤外伤感染、疖痈、骨髓炎所致的败血症,脓毒菌栓经血行播散到肺,引起血管栓塞、炎症坏死而形成肺脓肿,致病菌多为金黄色葡萄球菌或链球菌。泌尿道、腹腔或盆腔感染产生败血症可导致肺脓肿,其病原菌常为革兰阴性杆菌或少数厌氧菌。

急性肺脓肿经积极合理抗生素治疗以及充分引流,气管通畅,脓液经气道排出,病变可逐渐吸收,脓腔缩小甚至消失,或仅剩少量纤维瘢痕。若急性肺脓肿治疗不彻底,或支气管引流不畅,导致大量坏死组织残留在脓腔内,炎症持续存在 3 个月以上不能愈合的肺脓肿,则称之为慢性肺脓肿。脓腔周围纤维组织增生,周围细支气管受累导致其变形或扩张,成纤维细胞和肉芽组织增生使脓腔壁增厚。在肺脓肿形成过程中,坏死组织中存在的血管失去肺组织支持,管壁损伤,部分可形成血管瘤,此为反复中、大量咯血的病理基础。

二、辅助检查

1.血常规

急性肺脓肿患者血常规白细胞计数可达 $20\times10^9/L\sim30\times10^9/L$,中性粒细胞在 90% 以上,核明显左移,常有中毒颗粒。慢性肺脓肿患者血白细胞可稍高或正常,红细胞和血红蛋白减少。血源性肺脓肿患者的血培养可发现致病菌。并发脓胸时,可做胸腔脓液培养及药物敏感试验。

2.影像学检查

(1)胸部 X 线检查:胸部 X 线片早期可见大片浓密模糊浸润阴影,边缘不清或团片状浓密阴影。脓肿形成,脓液排出后,可见圆形透亮区及液平面。经脓液引流和抗生素治疗后周围炎症先吸收,最后可仅残留纤维条索状阴影。如脓肿转为慢性,空洞壁变厚,周围纤维组织增生,邻近胸膜肥厚,纵隔可向患侧移位。血源性肺脓肿典型表现为两肺外侧有多发球形致密阴影,大小不一,中央有小脓腔和气液平面。

(2)肺部 CT:CT 能更准确地定位及发现体积较小的脓肿。

(3)病原学诊断:肺脓肿的病原学诊断依赖于微生物学检查。气道深部痰标本细菌培养可有厌氧菌和(或)需氧菌存在。

(4)纤维支气管镜检查:目前用于经正规治疗病情无改善或高度怀疑支气管内膜癌或存在异物时,有助于明确病因、病原学诊断及治疗。借助纤维支气管镜可进行活检、刷检及细菌学、细胞学检查获取病因诊断证据,还可进行脓液吸引和病变部位注入抗生素,以提高疗效与缩短病程。

三、治疗原则

肺脓肿的治疗应根据病原体和相应情况进行。治疗的原则是早期应用有针对性的强有力的抗生素,辅以良好的痰液引流。

1.抗生素治疗

一般选用青霉素。肺脓肿的致病厌氧菌中,仅脆弱拟杆菌对青霉素不敏感。对青霉素过敏或不敏感者,可用林可霉素、克林霉素或甲硝唑等药物。开始给药采用静脉滴注,体温通常在治疗后 3～10 d 降至正常,然后改为肌内注射或口服。如抗生素有效,宜持续 8～12 周,直至胸片上空洞和炎症完全消失,或仅有少量稳定的残留纤维化。若疗效不佳,要注意根据细菌培养和药物敏感试验结果选用有效抗菌药物。

2.引流排痰

引流排痰可缩短病程,提高疗效。身体状况较好者可采取体位引流排痰;有条件可尽早应用纤维支气管镜冲洗及吸引治疗,脓腔内还可注入抗生素,加强局部治疗。

3.外科手术治疗

手术治疗的适应证:

(1)肺脓肿病程超过 3 个月,经内科治疗病变未见明显吸收并有反复感染或脓腔过大(直径＞5 cm)不易吸收者。

(2)大咯血经内科治疗无效或危及生命者。

(3)并发支气管胸膜瘘或脓胸经抽吸、冲洗治疗效果不佳者。

(4)怀疑肿瘤阻塞时。

四、常见护理诊断/问题

1.体温过高

体温过高与肺组织炎症性坏死有关。

2.清理呼吸道无效

清理呼吸道无效与脓痰黏稠、聚集有关。

3.气体交换受损

气体交换受损与气道内痰液积聚、肺部感染有关。

4.胸部疼痛

胸部疼痛与炎症延及胸膜有关。

5.营养失调(低于机体需要量)

营养失调与肺部感染导致机体消耗增加有关。

五、护理措施

(一)一般护理

1.环境与休息

急性期应绝对卧床休息,患者卧床时教其双手上举,置于床垫上,以助胸部扩张,有利于痰液排出。痰量大、有恶臭者,应注意保持环境清洁、卫生及房间空气流通,必要时应用空气清新剂。护理和治疗尽量安排在同一时间进行,使患者有充足的时间休息。环境应安静舒适。限制探视,使患者保持情绪稳定。

2.饮食与营养

患者应增加营养,给予高蛋白、高维生素、易消化的食物,以增强机体抵抗力。对慢性肺脓肿有消瘦、贫血等表现的患者营养补充更为重要。必要时可给予复方氨基酸等静脉营养。

3.口腔护理

肺脓肿患者高热时间较长,唾液分泌较少,口腔黏膜干燥;又因咳大量脓臭痰,利于细菌繁殖,易引起口腔炎及黏膜溃疡;大量抗生素的应用,易因菌群失调诱发真菌感染。因此要在晨起、饭后、体位引流后、临睡前协助患者漱口,做好口腔护理。

4.保持身体清洁和舒适

因患者发热会大量出汗,因此应给予清洁皮肤,勤更换衣服及床单,以确保皮肤的完整与身体的舒适。

(二)专科护理

1.病情观察

急性肺脓肿起病急、症状明显,应注意观察患者的生命体征、咳嗽、咳痰以及痰液的性质等。

肺脓肿患者通过咳嗽可排出大量脓痰,要注意观察痰的颜色、性质、气味和静置后是否分层,准确记录 24 h 痰液排出量。当发现血痰时,应及时报告医生;咯血量大时需严密观察病情变化,准备好抢救药品和用品,嘱患者取患侧卧位,头偏向一侧,警惕大咯血或窒息的突然发生。

2.维持呼吸道通畅

指导患者进行有效咳嗽,促使痰液咳出,必要时可采用雾化吸入、体位引流、拍背等促进痰液的咳出,维持呼吸道通畅。

(1)雾化吸入疗法:利用雾化器将药物加入湿化瓶中,使液体分散成极细的颗粒吸入呼吸道,以增强吸入气体的湿度,达到湿润气道黏膜、稀释气道痰液的作用。在湿化过程中,气道内黏稠的痰液和分泌物可湿化而膨胀,如不及时清除,有可能导致气道阻塞。在雾化吸入过程中,应密切观察病情,协助患者翻身拍背,以促进痰液排出。

(2)体位引流:按病灶部位,协助患者取适当体位,使病灶部位开口向下,利用重力作用,借助有效咳嗽和胸部叩击将分泌物排出体外。引流多在早餐后 1 小时、晚餐前及睡前进行,每次 10~15 min,引流时防止头晕或意外危险发生,观察引流效果,注意神志、呼吸及有无发绀。对脓痰甚多,且体质虚弱的患者应做监护,以免大量脓液涌出但无力咳出而导致窒息。年老体弱、呼吸困难明显者或在高热咯血期间不宜行体位引流。必要时,应用负压吸引器经口吸痰或支气管镜吸痰。痰量不多,中毒症状严重,提示引流不畅,应积极进行体位引流。

(3)叩击法:通过叩击震动背部,间接地使附在肺泡周围及支气管壁的痰液松动脱落。

3.脓胸患者的护理

(1)遵医嘱合理应用抗生素。

(2)协助实施胸腔闭式引流置管术,根据引流管及引流瓶的种类实施护理。

(3)胸腔闭式引流护理:对距胸壁较近的肺脓肿应及早行经皮闭式引流治疗。护理要点包括:准确记录每日引流量,观察引流液颜色,引流瓶内液应每天更换无菌蒸馏水或生理盐水,要保持引流管的密闭状态,防止引流液倒流和引流管开放,以防气体进入胸腔。避免脓栓坏死物等阻塞引流管,定时挤压胸引流管,必要时用生理盐水冲洗引流管。注意观察引流口皮肤,必要时涂氧化锌软膏,防止发生皮炎。

(4)合理安排体位:取半坐卧位,以利呼吸和引流,有支气管胸膜瘘者取患侧卧位,以免脓液流向健侧或发生窒息。减轻疼痛,增加舒适感。当移动或更换体位时应避免牵引加重疼痛。止痛药的使用应以不会抑制呼吸或咳嗽反射,而减轻疼痛为原则。鼓励患者进行有效咳嗽、排痰、吹气球、呼吸功能训练,促使肺充分膨胀,增加通气容量。

(5)高热者给予冷敷、酒精擦浴等物理降温措施,鼓励患者多饮水,必要时应用药物降温。

(6)定期检查穿刺点伤口敷料情况,定时换药,保持伤口敷料干燥清洁。

(三)药物护理

肺脓肿患者应用抗生素时间较长,应向患者强调坚持治疗的重要性、疗程及可能出现的不良反应,使患者坚持治疗。用药期间密切观察药物疗效及不良反应。

(四)心理护理

肺脓肿患者经常因咳出大量脓痰而对个体产生不良刺激,导致出现焦虑、忧郁。对此,护士应给予极大的关心,讲解疾病治疗的过程、配合方法,指导患者进行心理放松训练及有效咳嗽、咳痰技巧,减轻焦虑、紧张情绪,增加战胜疾病的信心,增强自信心。

(五)健康教育

1.疾病预防指导

指导患者不要过度疲劳,定期到医院复诊,遵医嘱用药。患者应彻底治疗口腔、上呼吸道慢性感染病灶,如龋齿、化脓性扁桃体炎、鼻窦炎、牙周溢脓等,以防止病灶分泌物吸入肺内诱发感染。重视口腔清洁,经常漱口,预防口腔炎的发生。积极治疗皮肤外伤感染、疖痈等化脓性病灶,不挤压疖痈,防止血源性肺脓肿的发生。

2.疾病知识指导

向患者说明肺脓肿抗菌治疗的重要性及治疗疗程应足够长,以预防复发。采取体位引流的患者应向其说明重要性、目的及注意事项。指导患者练习深呼吸,鼓励患者以有效咳嗽方式进行排痰,保持呼吸道通畅,及时排出呼吸道异物,防止吸入性感染,促进病变愈合。患者出现高热、咯血、呼吸困难等表现时应警惕大咯血、窒息的发生,需立即就诊。

第五节　支气管哮喘的护理

支气管哮喘简称哮喘,是气道的一种慢性变态反应性炎症性疾病。气道炎症由多种炎症细胞、气道结构细胞和细胞组分参与。这种炎症常伴随引起气道反应性增强和出现广泛多变的可逆性气流受限,并引起反复发作性的喘息、气急、胸闷和(或)咳嗽等症状,常在夜间和(或)清晨发作、加剧,多数患者可自行缓解或经治疗缓解。

一、病因与发病机制

(一)病因

1.遗传因素

哮喘患者亲属患病率高于群体患病率,且亲缘关系越近,患病率越高,具有家族积聚现象;患者病情越严重,其亲属患病率也越高。

2.环境因素

主要包括室内变应原(尘螨、家养宠物、蟑螂)、室外变应原(花粉、真菌)、职业性变应原(油漆、饲料、活性染料)、食物(鱼、虾、蟹、蛋类、牛奶)、药物(普萘洛尔、阿司匹林、抗生素)和非变应原性因素(如气候变化、运动、吸烟、肥胖、妊娠、胃食管反流等)。

(二)发病机制

气道免疫-炎症机制、神经调节机制及其相互作用。

二、临床表现

(一)症状

(1)发作性伴有哮鸣音的呼气性呼吸困难或发作性胸闷和咳嗽。严重者可呈坐位或端坐呼吸,干咳或咳大量白色泡沫痰,甚至出现发绀等。"日轻夜重"是哮喘的特征之一。

(2)仅以咳嗽为唯一症状称为咳嗽变异性哮喘;运动时出现上述症状称为运动性哮喘;以胸闷为唯一症状的称为胸闷变异性哮喘。

(二)体征

发作时胸部呈过度充气状态,双肺可闻及广泛的哮鸣音,呼气音延长。但在轻度哮喘或非常严重哮喘发作时,哮鸣音可不出现,表现为"沉默肺"。

(三)并发症

气胸、纵隔气肿、肺不张,长期反复发作和感染可并发慢性支气管炎、肺气肿、支气管扩张症、间质性肺炎、肺纤维化和肺源性心脏病。

三、辅助检查

(一)实验室检查

1.痰液

痰涂片可见较多嗜酸性粒细胞。

2.血气分析

严重发作时表现为呼吸性碱中毒。如重症哮喘,病情进一步发展,气道阻塞严重,表现为呼吸性酸中毒;如缺氧明显,可合并代谢性酸中毒。

3.特异性变应原的检测

血液、皮肤点刺、吸入变应原试验有助于病因诊断。

(二)胸部 X 线/CT 检查

哮喘发作早期可见两肺透亮度增加,呈过度充气状态,如并发感染,可见肺纹理增加及炎性浸润阴影。

(三)呼吸功能检查

1.通气功能

哮喘发作时与呼气流速相关的全部指标均显著下降。

2.支气管激发试验

只适用于第一秒用力呼气量(FEV_1)在正常预计值的 70% 以上的患者。激发试验阳性:FEV_1下降≥20%。常用吸入激发剂为乙酰甲胆碱、组胺。

3.支气管舒张试验

用以测定气道的可逆性改变。支气管舒张试验阳性:①FEV_1 较用药前增加≥12%,且其绝对值增加≥200 毫升。②呼吸流速峰值(PEF)较治疗前增加 60 L/min 或≥20%。常用吸入型的支气管舒张药有沙丁胺醇、特布他林等。

4.PEF 及其变异率测定

发作时 PEF 下降。气道气流受限可逆性改变的特点:昼夜或 24 小时内 PEF 变异率≥20%。

四、治疗要点

防治哮喘最有效的方法是找到引起哮喘发作的变应原或其他非特异刺激因素,并立即脱离。使用控制和缓解哮喘发作的药物,如糖皮质激素、β_2 受体激动剂、茶碱类、抗胆碱药、LT(白三烯)调节剂、抗 IgE 抗体等,还可采取特异性和非特异性免疫疗法,进行积极的哮喘管理,早日控制哮喘症状,提高患者生活质量。

哮喘治疗的目标是长期控制症状、预防未来风险的发生,即在使用最小有效剂量药物治疗或不用药物的基础上,能使患者与正常人一样生活、学习和工作。

五、护理措施

(一)一般护理

(1)室内环境舒适、安静、冷暖适宜。保持室内空气流通,避免患者接触变应原,如花粉、尘螨、花露水、香水等,扫地和整理床单位时可请患者室外等候,或采取湿式清洁方法,避免尘埃飞扬。病房避免使用皮毛、羽绒或蚕丝织物等。

(2)卧位与休息:急性发作时协助患者取坐位或半卧位,以增加舒适度,利于膈肌的运动,缓解呼气性呼吸困难。端坐呼吸的患者为其提供床旁桌支撑,以减少体力消耗。

(二)饮食护理

大约 20% 的成年患者和 50% 的患儿是因不适当饮食而诱发或加重哮喘,因此应给予患者营养丰富、清淡、易消化、无刺激的食物。若能找出与哮喘发作有关的食物,如鱼、虾、蟹、蛋类、牛奶等应避免食用。某些食物添加剂如酒石黄和亚硝酸盐可诱发哮喘发作,应引起注意。

(三)用药护理

治疗哮喘的药物分为控制性药物和缓解性药物。控制性药物是指需要长期每天规律使用,主要用于治疗气道慢性炎症,达到哮喘临床控制目的;缓解性药物指按需使用的药物,能迅速解除支气管痉挛,从而缓解哮喘症状。哮喘发作时禁用吗啡和大量镇静剂,以免抑制呼吸。

1.糖皮质激素

糖皮质激素简称激素,是目前控制哮喘最有效的药物。激素给药途径包括:吸入、口服、静脉应用等。吸入型糖皮质激素(ICS)由于其局部抗感染作用强、起效快、全身不良反应少(黏膜吸收、少量进入血液),是目前哮喘长期治疗的首选药物。常用药物有布地奈德、倍氯米松等。通常需规律吸入 1~2 周方能控制。吸药后嘱患者清水含漱口咽部,可减少不良反应的发生。长期吸入较大剂量激素者,应注意预防全身性不良反应。布地奈德雾化用混悬液制剂,经压缩空气泵雾化吸入,起效快,适用于轻、中度哮喘急性发作的治疗。吸入激素无效或需要短期加强治疗的患者可采用泼尼松和泼尼松龙等口服制剂,症状缓解后逐渐减量,然后停用或改用吸入剂。不主张长期口服激素用于维持哮喘控制的治疗。口服用药宜在饭后服用,以减少对胃肠道黏膜的刺激。重度或严重哮喘发作时应及早静脉给予激素,可选择琥珀酸氢化可的松或甲泼尼龙。无激素依赖倾向者,可在 3~

5 天内停药;有激素依赖倾向者应适当延长给药时间,症状缓解后逐渐减量,然后改口服或吸入剂维持。

2.β₂ 肾上腺素受体激动剂

短效 β₂ 肾上腺素受体激动剂(SABA)为治疗哮喘急性发作的首选药物。有吸入、口服和静脉三种制剂,首选吸入给药。常用药物有沙丁胺醇和特布他林。吸入剂包括定量气雾剂(MDI)、干粉剂和雾化溶液。短效 β₂ 肾上腺素受体激动剂应按需间歇使用,不宜长期、单一大剂量使用,因为长期应用可引起受体功能下降和气道反应性增高,出现耐药性。主要不良反应有心悸、骨骼肌震颤、低钾血症等。长效 β₂ 肾上腺素受体激动剂(LABA)与吸入性糖皮质激素(ICS)联合是目前最常用的哮喘控制性药物。常用的有普米克都保(布地奈德/福莫特罗干粉吸入剂)、舒利迭(氟替卡松/沙美特罗干粉吸入剂)。

3.茶碱类

茶碱类药物具有增强呼吸肌的力量以及增强气道纤毛清除功能等,从而起到舒张支气管和气道抗感染作用,并具有强心、利尿、扩张冠状动脉、兴奋呼吸中枢等作用,是目前治疗哮喘的有效药物之一。氨茶碱和缓释茶碱是常用的口服制剂,尤其后者适用于夜间哮喘症状的控制。静脉给药主要用于重症和危重症哮喘。注射茶碱类药物应限制注射浓度,速度不超过 $0.25 \text{ mg/(kg} \cdot \text{min)}$,以防不良反应发生。其主要不良反应包括恶心、呕吐、心律失常、血压下降及尿多,偶可兴奋呼吸中枢,严重者可引起抽搐乃至死亡。由于茶碱的"治疗窗"窄以及茶碱代谢存在较大个体差异,有条件的应在用药期间监测其血药浓度。发热、妊娠、小儿或老年,患有肝、心、肾功能障碍及甲状腺功能亢进者须慎用。合用西咪替丁、喹诺酮类、大环内酯类药物等可影响茶碱代谢而使其排泄减慢,尤应观察其不良反应的发生。

4.抗胆碱药

抗胆碱药可分为短效(SAMA)(维持4~6小时)和长效(LAMA)(维持24小时)两种类型。异丙托溴铵是常用的短效制剂,常与 β₂ 受体激动剂联合雾化应用,代表药可必特(异丙托溴铵/沙丁胺醇)。少数患者可有口苦或口干等不良反应。噻托溴铵是长效(LAMA)选择性 M₁、M₃ 受体拮抗剂,目前主要用于哮喘合并慢阻肺以及慢阻肺患者的长期治疗。

5.白三烯调节剂

通过调节白三烯的生物活性而发挥抗感染作用,同时舒张支气管平滑肌,是目前除吸入性糖皮质激素外唯一可单独应用的哮喘控制性药物,尤其适用于阿司匹林哮喘、运动性哮喘和伴有过敏性鼻炎哮喘患者的治疗。常用药物为孟鲁司特和扎鲁司特。不良反应通常较轻微,主要是胃肠道症状,少数有皮疹、血管性水肿、转氨酶升高,停药后可恢复正常。

(四)病情观察

(1)哮喘发作时,协助取舒适卧位,监测生命体征、呼吸频率、血氧饱和度等指标,观察患者喘息、气急、胸闷或咳嗽等症状,是否出现三凹征、辅助呼吸肌参与呼吸运动、语言沟通困难、大汗淋漓等中重度哮喘的表现。当患者不能讲话,嗜睡或意识模糊,胸腹矛盾运动,哮鸣音减弱甚至消失,脉率变慢或不规则,严重低氧血症和高碳酸血症时,需转入 ICU 行机械通气治疗。

(2)注意患者有无鼻咽痒、咳嗽、打喷嚏、流涕、胸闷等哮喘早期发作症状,对于夜间或凌晨反复发作的哮喘患者,应注意是否存在睡眠低氧表现,睡眠低氧可以诱发喘息、胸闷等症状。

（五）健康指导

（1）对哮喘患者进行哮喘知识教育，寻找变应原，有效改变环境，避免诱发因素，要贯穿整个哮喘治疗全过程。

（2）指导患者定期复诊、检测肺功能，做好病情自我监测，掌握峰流速仪的使用方法，记哮喘日记。与医师、护士共同制订防止复发、保持长期稳定的方案。

（3）掌握正确吸入技术，如沙丁胺醇气雾剂、信必可都保、舒利迭的使用方法。知晓药物的作用和不良反应的预防。

（4）帮助患者养成规律的生活习惯，保持乐观情绪，避免精神紧张、剧烈运动、持续喊叫等过度换气动作。

（5）熟悉哮喘发作的先兆表现，如打喷嚏、咳嗽、胸闷、喉结发痒等，学会在家中自行监测病情变化并进行评定。哮喘急性发作时能进行简单的紧急自我处理，例如吸入沙丁胺醇气雾剂 1～2 喷、布地奈德 1～2 吸，缓解喘憋症状，并尽快到医院就诊。

第六节　慢性阻塞性肺病的护理

慢性支气管炎（简称慢支）是指气管、支气管黏膜及其周围组织的慢性非特异性炎症，其中以小气道的炎症最为突出，病理特点是支气管腺体增生、黏液分泌增多，早期症状轻微，多在冬季发病。当慢性炎症蔓延至远端，累及细支气管管壁及周围组织时，会造成气体排出受阻，肺泡压力增高，使肺泡过度膨胀和肺泡弹性减退或破坏融合成大泡，形成阻塞性肺气肿。慢支通常与慢性阻塞性肺气肿合称为慢性阻塞性肺病（COPD），由于慢支是形成阻塞性肺气肿的主要原因，疾病进展又可并发肺动脉高压和右心增大，发展成为肺源性心脏病等，严重危害人类的健康和劳动能力、生活质量。COPD 的流行与吸烟、地区和环境卫生等有密切关系：吸烟者发病率远高于不吸烟者；北方气候寒冷，发病率高于南方；工矿地区大气污染严重，发病率高于一般城市。

一、护理评估

1.病史

了解病人的吸烟习惯及职业的性质与工作环境的状况，此外应询问病人有无急性呼吸道感染病史。

2.主要临床表现

咳嗽、咳痰、喘息为慢支和阻塞性肺气肿的主要临床表现，护士在评估时应注意对病人咳嗽、咳痰的时间，痰液的性状、量、色、气味与气短程度等加以了解，此外，护理人员更应掌握慢支的分期和分型，以及阻塞性肺气肿的分型，以便更好地实施相应的防治措施。

（1）咳嗽、咳痰的时间：慢支咳嗽、咳痰症状出现连续两年以上，每年持续 3 个月以上。阻塞性肺气肿则在多年的咳嗽、咳痰史的基础上，伴有活动后气短，常在冬季发病，春暖后缓解，病变严重者咳嗽、咳痰长年存在，无"冬重夏轻"季节性变化的规律。

（2）痰液的性状、量：一般为黏液或泡沫状，伴随有感染时，可为黏液脓性痰或脓痰，痰量增加，偶有痰中带血。

(3)呼吸困难程度:慢支早期无气短反复发作,并发阻塞性肺气肿时,可有活动性气短,早期多在活动后感气急,以后发展到平路时亦感气急。若在说话、洗脸、穿衣乃至静息时有气急,提示肺气肿相当严重。慢性支气管炎按下列分型和分期:

1)分型:可分单纯型和喘息型两种。单纯型的主要表现为咳嗽、咳痰;喘息型者除有咳嗽、咳痰外尚有喘息症状。

2)分期:按病情进展可分为三期。

①急性发作期:指在一周内出现脓性或黏液脓性痰,痰量明显增加,或伴有发热等炎性表现,或"咳""痰""喘"等症状任何一项明显加剧。

②慢性迁延期:指有不同程度的"咳""痰""喘"症状迁延一个月以上者。

③临床缓解期:经治疗或临床缓解,症状基本消失或偶有轻微咳嗽少量痰液,保持两个月以上者。

阻塞性肺气肿按表现特征分为下列类型:

1)气肿型(又称红喘型,PP型,A型):临床上隐袭起病,病程漫长,呈喘息外貌。

2)支气管炎型(又称紫肿型,BB型,B型):肺气肿较严重但支气管病变不严重。

3)混合型:以上两者兼并存在。

3.心理-社会评估

慢性阻塞性肺病的早期症状是早晨有轻微的咳嗽,在运动时会有轻微的呼吸短促,但病人并不会去注意它,因为病人会自然而然地减少活动以代偿呼吸短促的情形,渐渐地,病人会因呼吸困难等方面的问题而产生心理、生理与社会三方面的问题,随着疾病的发展,病人会感到害怕、紧张、受挫折、震惊。由于疾病所带来的疲倦、呼吸短促与活动限制将会导致无法胜任工作,社会活动受到限制,感到被社会隔离,病人心情抑郁。

4.护理体检

早期可无异常体征,有时在肺底可听到散在干湿啰音,干咳后减少或消失。慢支喘息型可听到哮鸣音及呼气延长。严重肺气肿患者胸廓前后径增加,外观呈桶状,肋间隙饱满,叩诊呈过清音,心界缩小,肝浊音界下降。

5.辅助检查

(1)胸部X线检查:可见双肺纹理增粗、紊乱,以双下肺野明显,肺气肿时,双肺透亮度增加,肺周围血管纹理减少纤细,心影呈垂直状。

(2)肺功能测定:慢性支气管炎并发阻塞性肺气肿时,出现阻塞性通气障碍,表现如下。

1)第一秒用力呼气量(FEV_1)/用力肺活量(FVC)<60%。

2)最大通气量(MBC)<80%预计值。

3)残气容积(RV)增加。

残气容积(RV)/肺总量(TLC)>40%为诊断肺气肿的重要指标。

(3)血气分析测定:早期肺气肿患者有轻度低氧血症,大多伴有$PaCO_2$轻度升高。

二、护理诊断

1.气体交换受损

与肺组织弹性降低、肺膨胀不全、残气量增加有关。

2.清理呼吸道无效

与痰液过多、痰液黏稠有关。

3.无能为力

与病情迁延、反复发作对预后及疾病转归担忧有关。

4.知识缺乏

与对疾病的基本知识和康复知识不了解有关。

5.医护合作性问题及潜在并发症

（1）感染的危险：与痰液潴留、肺防御系统损害有关。

（2）自发性气胸：肺气肿时肺泡内呈高压状态，极易破裂。逸入胸膜腔，可形成气胸。

（3）呼吸衰竭：慢支发展成阻塞性肺气肿后，往往呼吸功能严重受损，在某些诱因如呼吸道感染、分泌物干结潴留、不适当氧疗的影响下，通气和换气功能障碍将进一步加重，可诱发呼吸衰竭。

三、护理目标

（1）病人保持最佳气体交换功能，动脉血气分析值在正常范围内。

（2）病人咳嗽、咳痰症状减轻，呼吸道通畅。

（3）减轻焦虑，积极配合治疗及护理。

（4）病人能了解疾病的发病过程和治疗方法等。

（5）预防及控制感染。

（6）缓解病情，预防并发症。

四、护理措施

（1）急性发作期，病人发热、咳喘时应卧床休息，保持室内空气流通、新鲜。

（2）冬季应有保暖设备，避免病人受凉感冒加重病情。

（3）观察痰的颜色、性状、黏稠度、气味及量的改变，有变化时及时通知医生。

（4）控制感染：视感染的主要致病菌和严重程度或根据病原菌选用抗生素，轻者可口服，较重病人可静脉滴注，遵医嘱准确、及时给药。常用的抗生素有青霉素、头孢菌素类、红霉素、氨基糖苷类、喹诺酮类等。

（5）祛痰镇咳：鼓励病人咳痰，并帮助变换体位，辅助叩背以利排痰，痰液黏稠不易咳出时给予雾化吸入；遵医嘱使用祛痰剂；沐舒痰（盐酸溴环己胺醇）30 毫克、化痰片（羧甲基半胱氨酸）500 毫克，每日 3 次口服。溴己新、氯化氨棕色合剂等均有一定祛痰作用。

（6）解痉平喘：喘息性支气管炎常选用解痉平喘药物，如氨茶碱 0.1～0.2 克，每日 3 次口服，丙卡特罗 50 毫克，每日 2 次口服，特布他林 2.5 毫克，每日 2～3 次口服。慢性支气管炎有可逆性阻塞者应常规应用支气管舒张剂，如异丙托溴铵（溴化异丙托品）气雾剂等吸入治疗。

(7)有气短症状时宜给予半卧位,以利于呼吸;低氧血症者遵医嘱给予持续低流量吸氧,注意观察氧疗效果。

(8)肺气肿的病人,指导病人进行呼吸功能锻炼。

1)腹式呼吸:病人取立位(体弱者可取坐位或仰卧位),一手放于腹部,一手放于胸前,吸气时尽力挺腹,胸部不动,呼气时腹部内陷,尽量将气呼出,每分钟呼吸 7～8 次。如此反复训练,每次 10～20 分钟。

2)缩唇呼吸:用鼻吸气用口呼气,呼气时口唇缩拢似口哨状。

五、健康教育

1.心理指导

急性发作期,护理人员应保持镇静,关心体贴病人,经常与病人交谈,了解消极情绪的原因,给予耐心疏导,讲解有关防治知识,介绍治愈或好转的病例,增强病人对治疗的信心;缓解期应避免家属过度保护病人,使病人能依其身体状况,做到自我照顾与进行正常的社交活动。

2.饮食指导

给予高热量、高蛋白饮食,并嘱病人勿食产气性食物,例如大豆、空心菜等。

3.戒烟指导

指导病人戒烟,并把戒烟成功的个案介绍给病人,传授病人有效的戒烟方法。

4.活动、休息指导

缓解期,在病人熟悉呼吸运动以后,可开始进行下床活动的训练,若是气候温和,可渐渐地让病人在病室走动,进而在走廊散步,甚至可上下楼梯,最后达到进行户外活动的目的。

5.出院指导

(1)预防感染,根据天气冷暖增减衣物以避免感冒,勿进出有感染源的公共场所及接触有上呼吸道感染的人。

(2)改善环境卫生,加强劳动保护,避免吸入有害烟雾和刺激性气体。

(3)注意休息与睡眠,加强饮食营养,并注意维生素 C 的摄取,以增加机体抵抗力。

(4)出院后继续按医嘱服药,给病人提供有关药物的书面材料,指导病人正确用药。

(5)在日常生活中,继续做呼吸运动锻炼,并可进行力所能及的体育锻炼,如太极拳、气功等,此外,适量散步也可促进恢复健康状态。

(6)肺气肿有低氧血症的病人,有条件者宜进行长期的家庭氧疗,每日吸氧 15 小时以上,存活率可明显提高,尤其夜间吸氧可延长睡眠时间,对防止夜间低氧血症和肺动脉高压有重要作用。

(7)若发现有轻微呼吸道感染症状时,应立即就医。

六、护理评价

(1)评价病人的呼吸情形是否改善,即观察 PaO 能否维持在 60 毫米汞柱以上。

(2)病人掌握排痰方法与技巧,能够做到有效排痰。

(3)病人与家属能适应疾病所带来的压力,相互间能予以支持、理解,从而使病人能获得适当的精神交流。

(4)病人能了解预防及控制疾病复发的方法。

参 考 文 献

[1]韩琳,岳淑琴.疾病护理常规[M].兰州:兰州大学出版社,2022.

[2]谢家兴.康复护理常规与技术[M].北京:人民卫生出版社,2022.

[3]赵衍玲,梁敏,刘艳娜,等.临床护理常规与护理管理[M].哈尔滨:黑龙江科学技术出版社,2022.

[4]张华,高亭,冯玲梅,等.临床多发疾病护理常规[M].哈尔滨:黑龙江科学技术出版社,2022.

[5]纪欢欢,孟萌,侯涛.神经外科疾病护理常规[M].北京:化学工业出版社,2022.

[6]申璇,邱颖,周丽梅,等.临床护理常规与常见病护理[M].哈尔滨:黑龙江科学技术出版社,2022.

[7]李宏,张艳琼,谭莚.临床疾病护理常规[M].汕头:汕头大学出版社,2021.

[8]梁艳,甄慧,刘晓静,等.临床护理常规与护理实践[M].上海:上海交通大学出版社,2023.

[9]李洋,路萍,周彩会,等.临床护理常规与操作规范[M].上海:上海科学技术文献出版社,2023.

[10]郑玉婷,范娜.儿童常见传染病护理手册[M].上海:上海世界图书出版公司,2023.

[11]张燕,成红梅,王蕾,等.血液透析护理操作规范流程[M].郑州:河南科学技术出版社,2023.

[12]陈红,李岩.手术室护理管理与实践[M].武汉:华中科技大学出版社,2023.

[13]刘淑贤.同仁眼科专科护理手册[M].北京:人民卫生出版社,2023.

[14]金丽芬,戴艺,熊永英.实用新生儿专科护理及管理[M].沈阳:辽宁科学技术出版社,2023.

[15]朱晓萍,曾莉.急危重症护理常规与技术规范[M].上海:同济大学出版社,2022.

[16]苏文婷,赵衍玲,马爱萍,等.临床护理常规与常见病护理[M].哈尔滨:黑龙江科学技术出版社,2022.

[17]吴宣.口腔专科临床护理常规及操作流程[M].北京:中国协和医科大学出版社,2022.

[18]王妍炜,林志红.儿科护理常规[M].郑州:河南大学出版社,2021.

[19]高桂玲.现代护理实践与操作常规[M].哈尔滨:黑龙江科学技术出版社,2021.